飛べない鳥たちへ

無償無給の国際医療ボランティア「ジャパンハート」の挑戦——

吉岡秀人
Yoshioka Hideto

風媒社

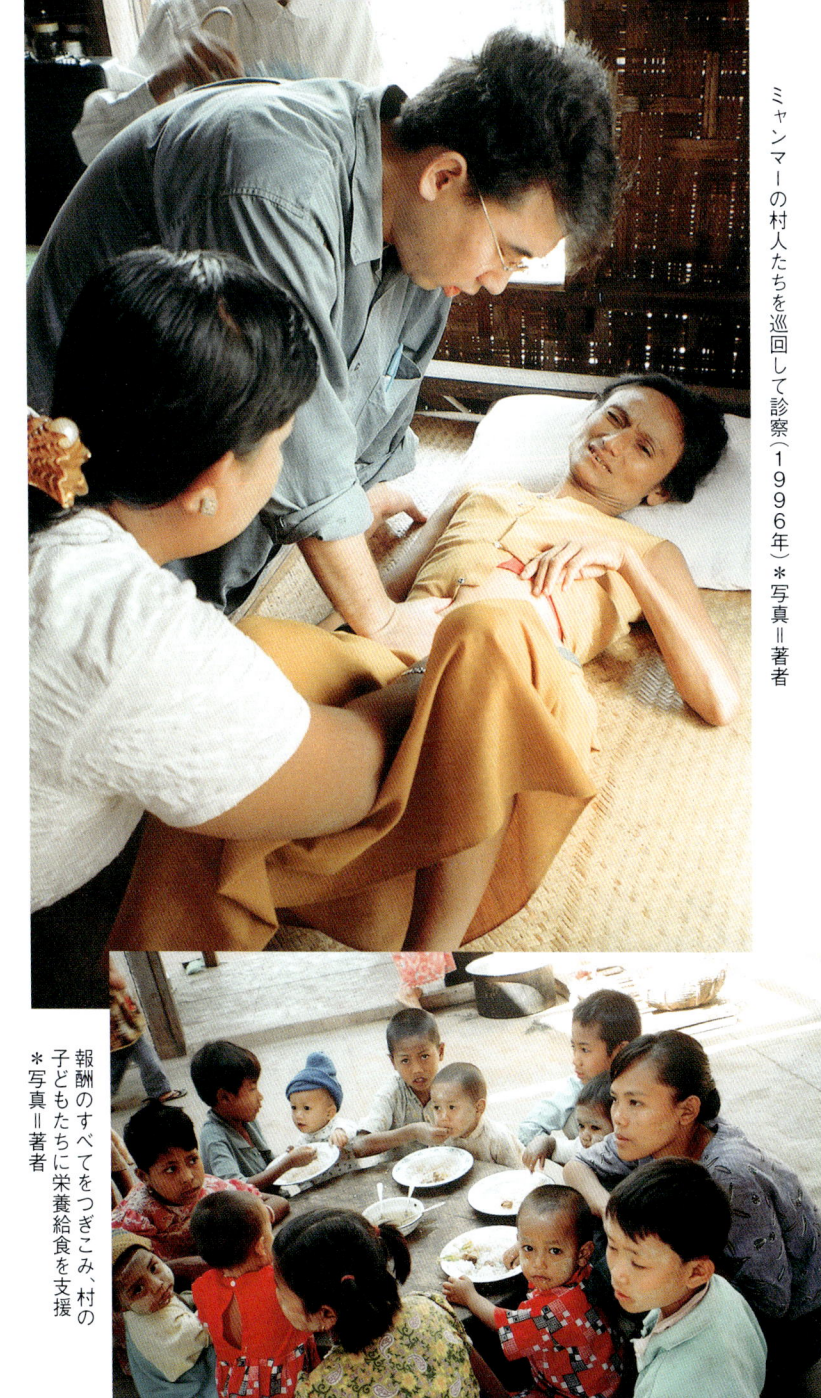

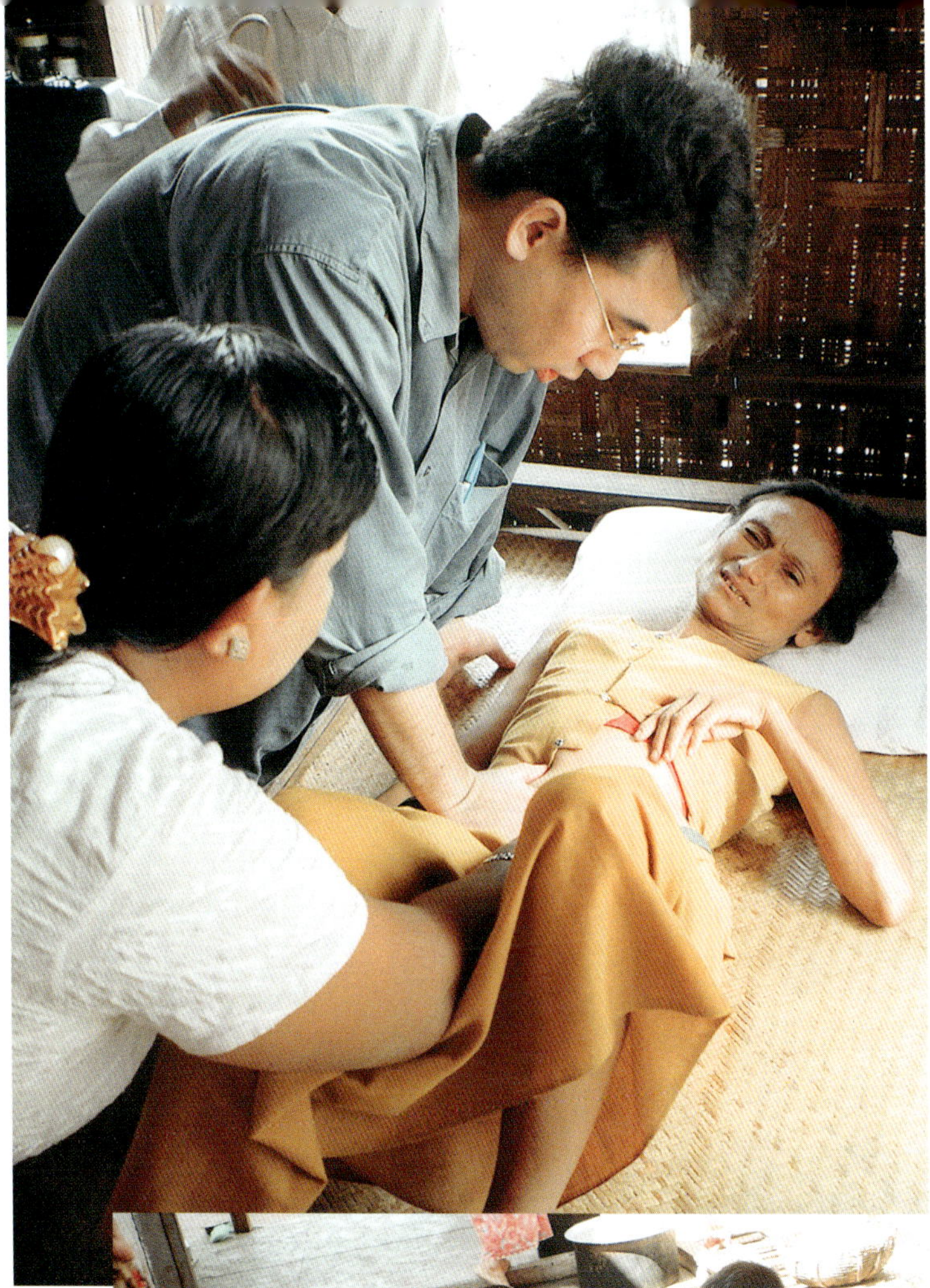

ミャンマーの村人たちを巡回して診察（1996年）＊写真＝著者

報酬のすべてをつぎこみ、村の子どもたちに栄養給食を支援＊写真＝著者

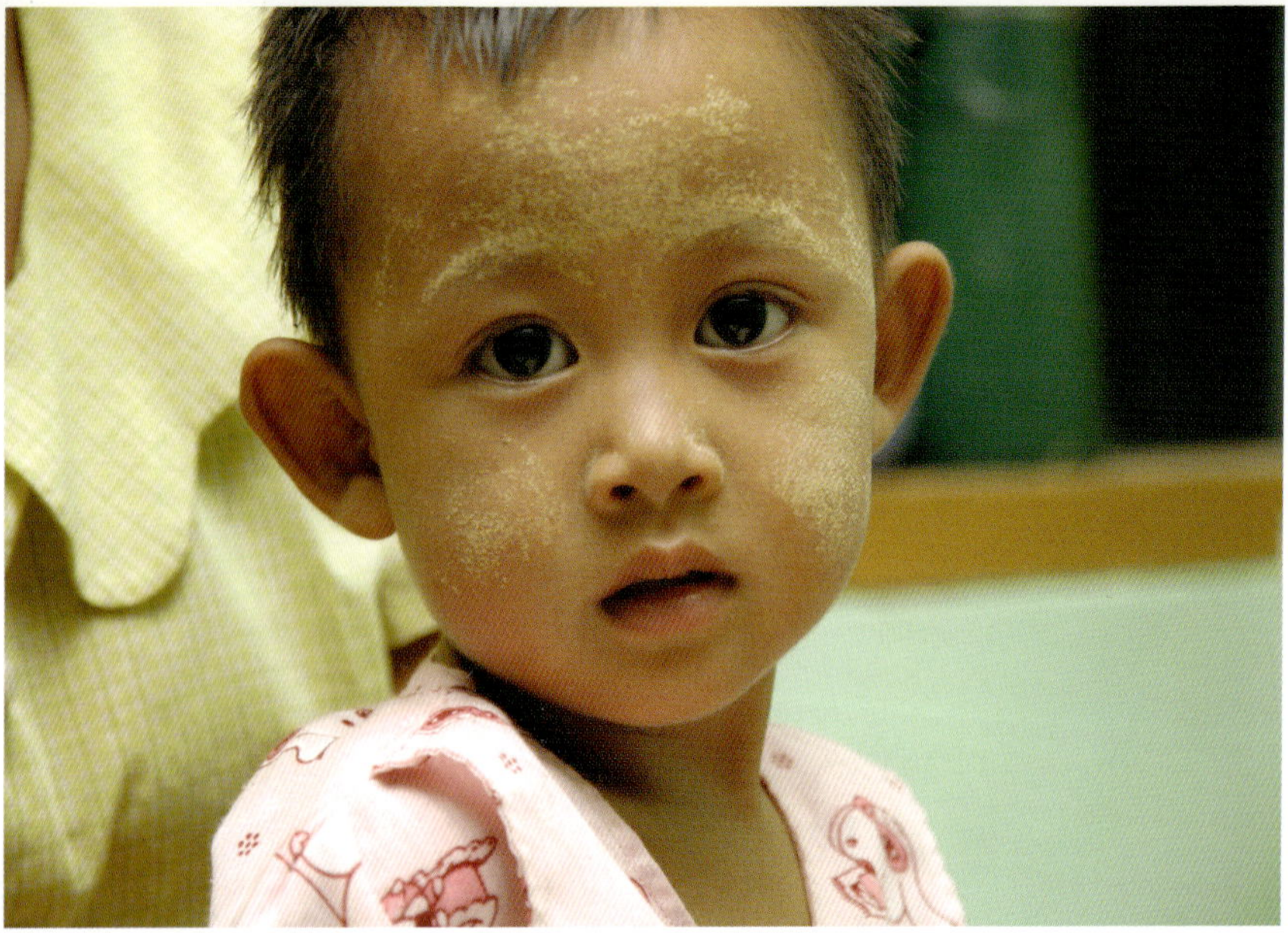

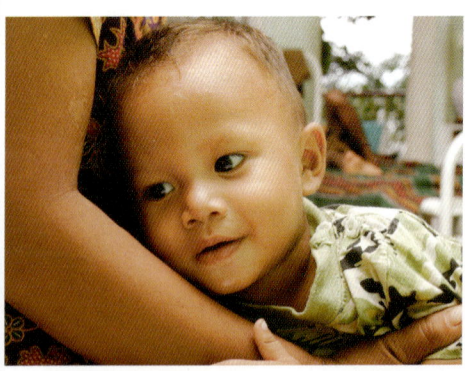

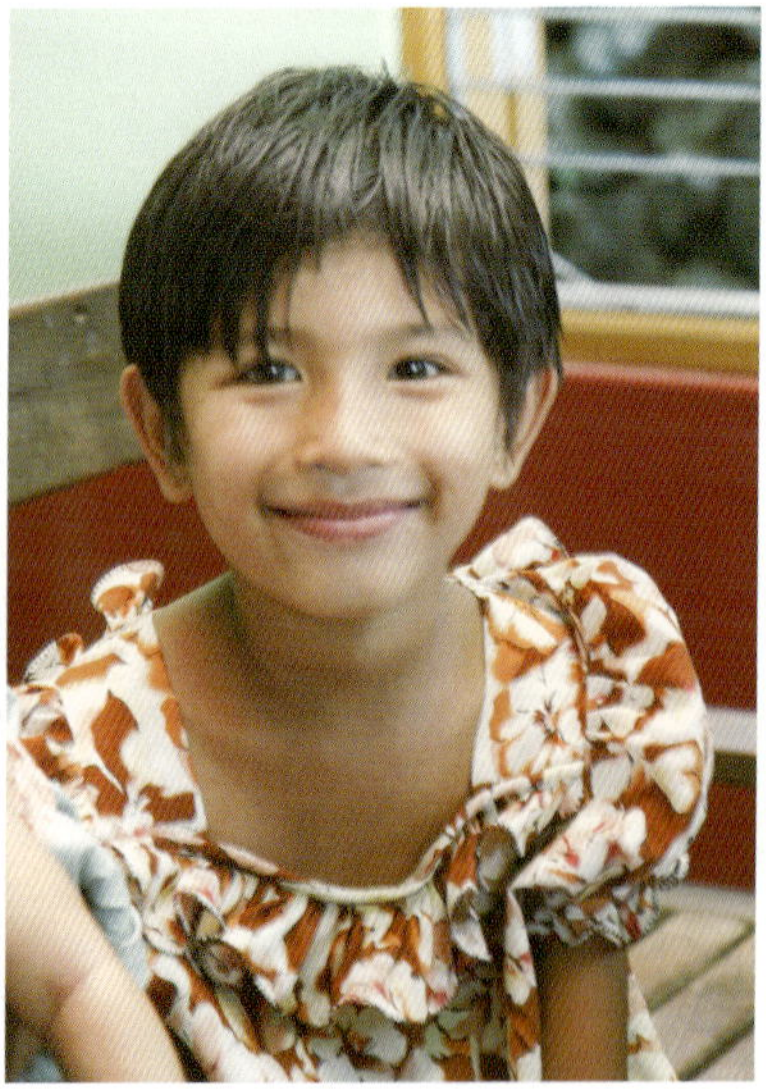

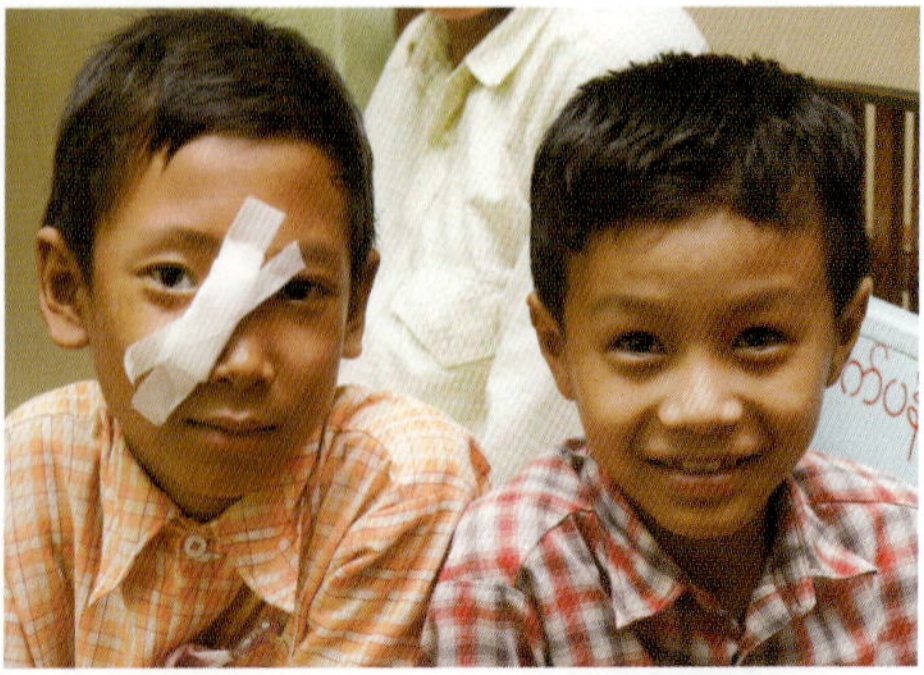

病院で出会った子どもたち

～ワッチェ慈善病院にて

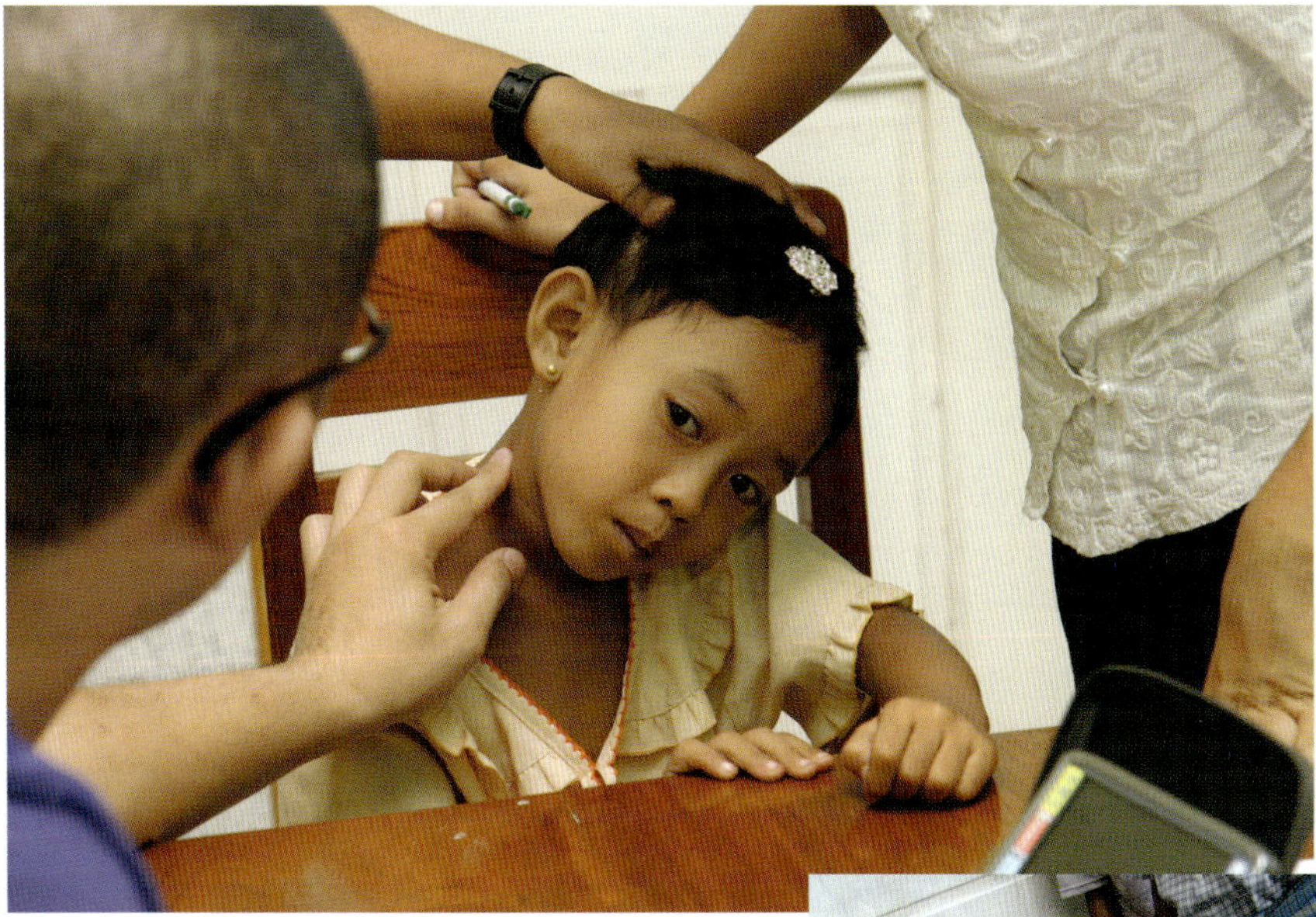

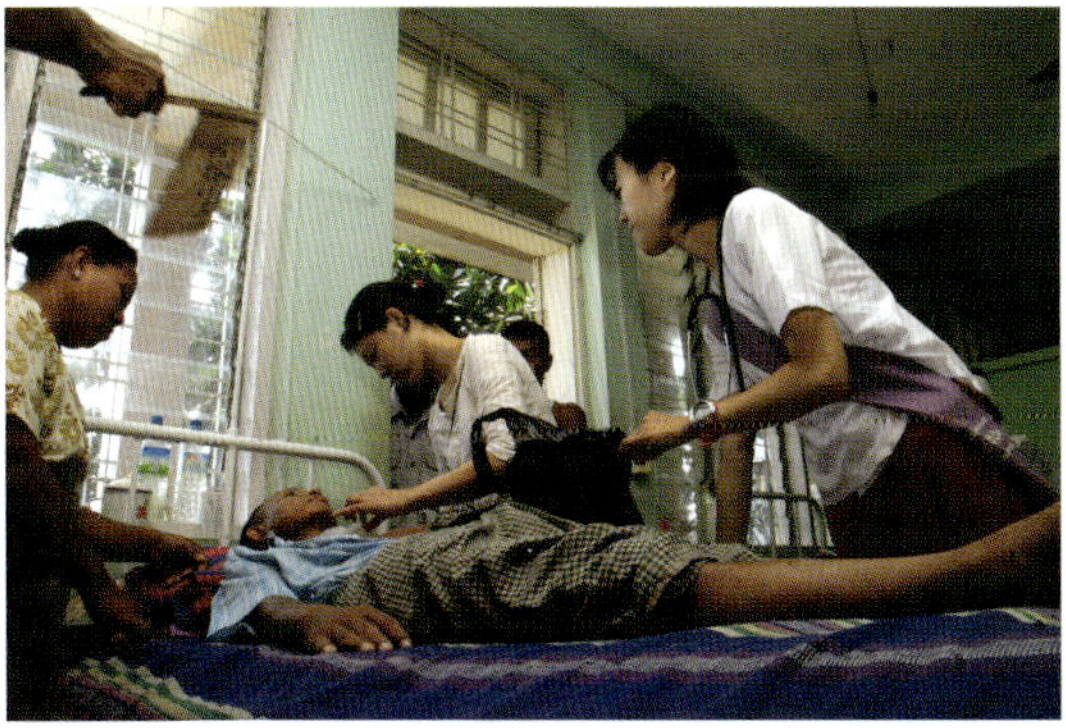

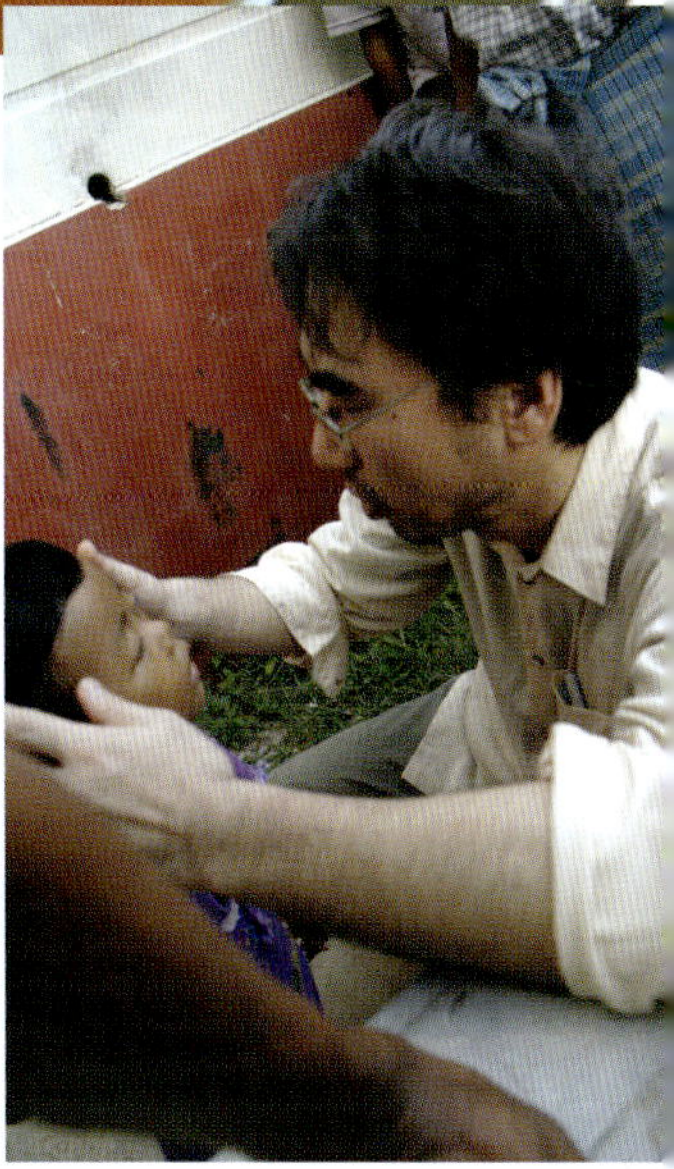

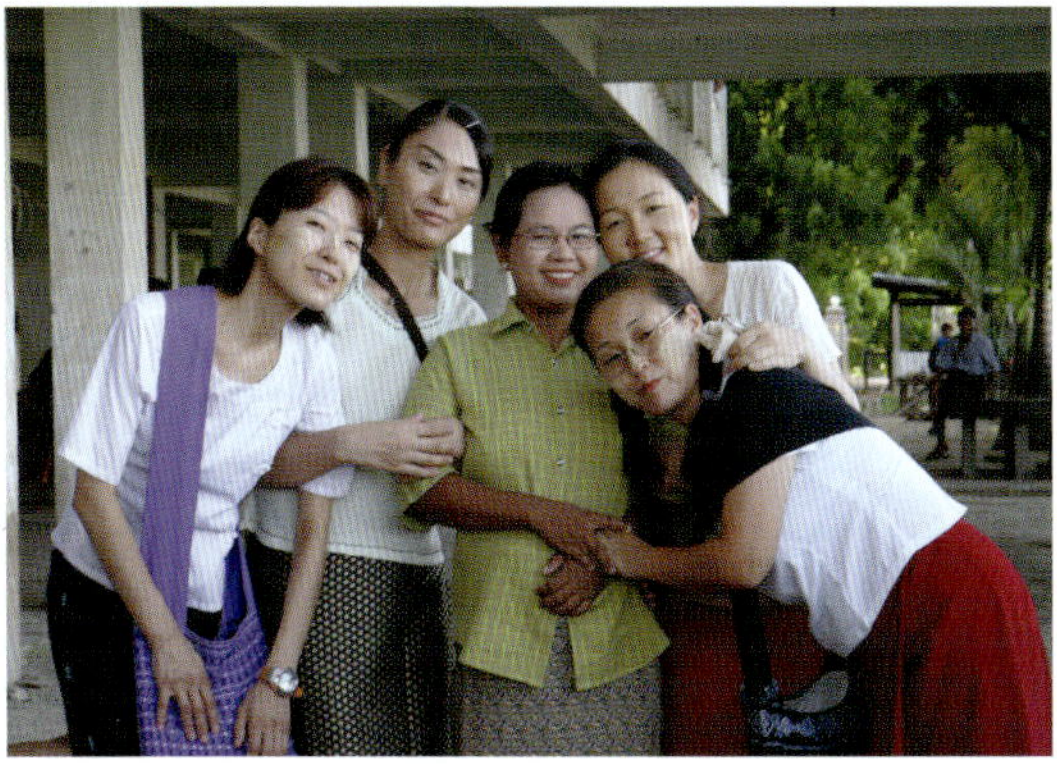

戦場のような医療活動
～ワッチェ慈善病院にて

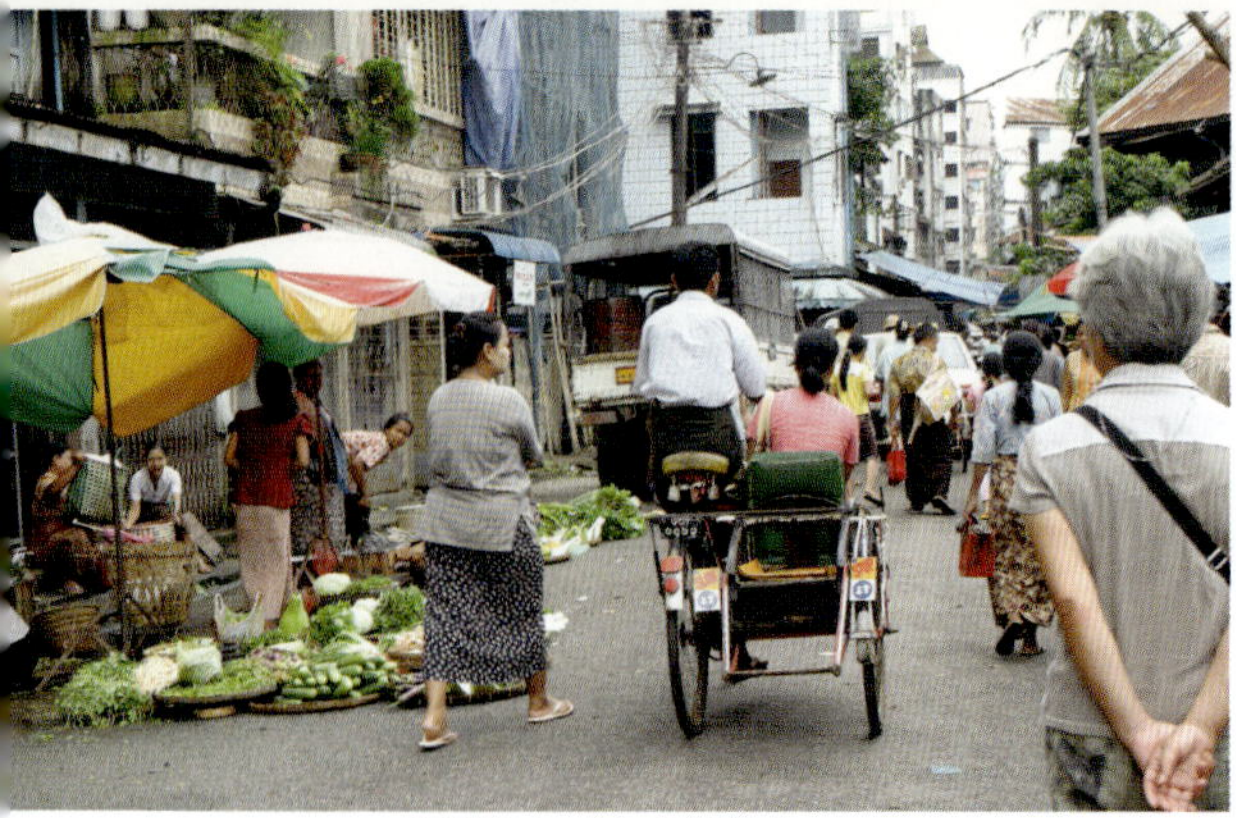

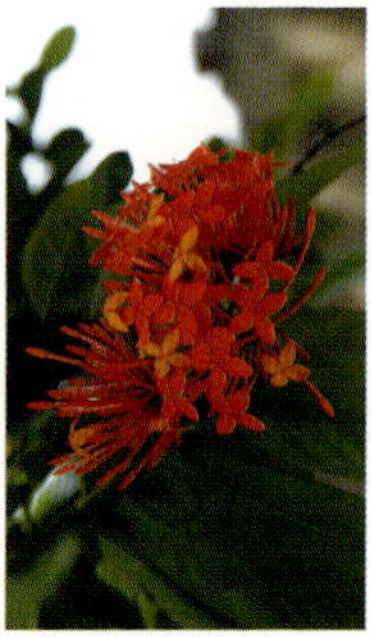

商都ヤンゴンの街並み

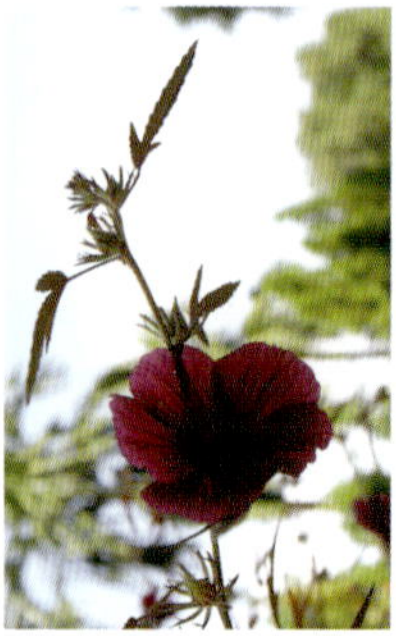

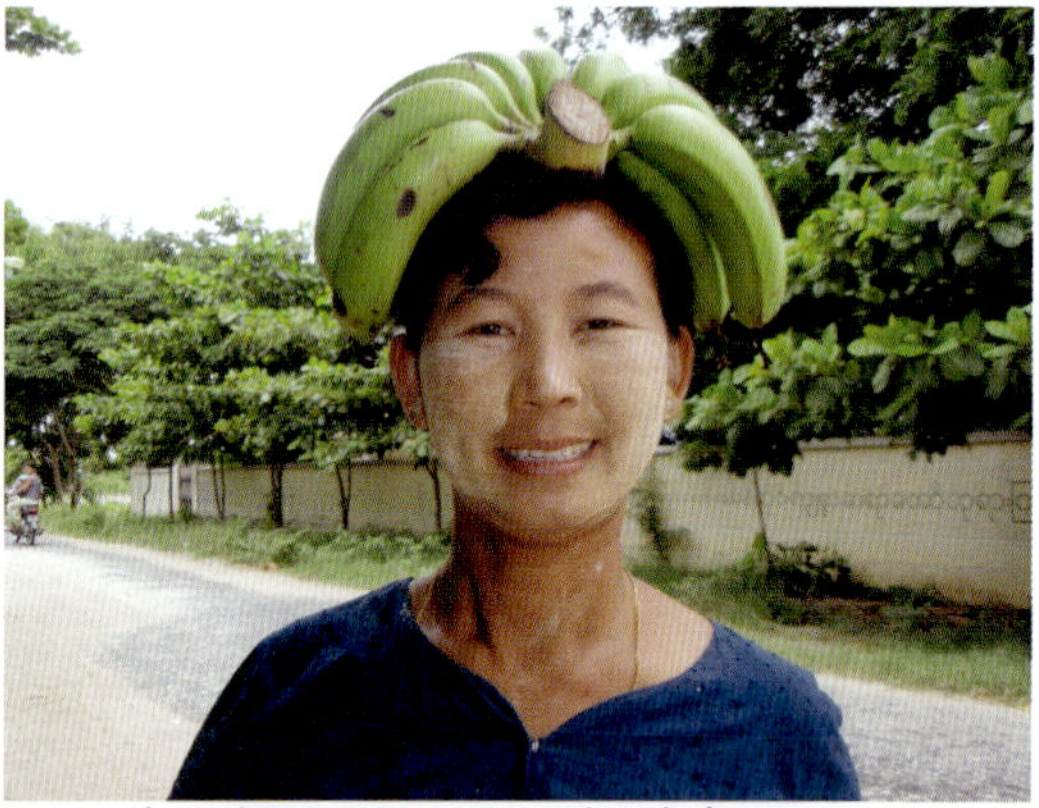

青いバナナはミャンマー人の主食のひとつ

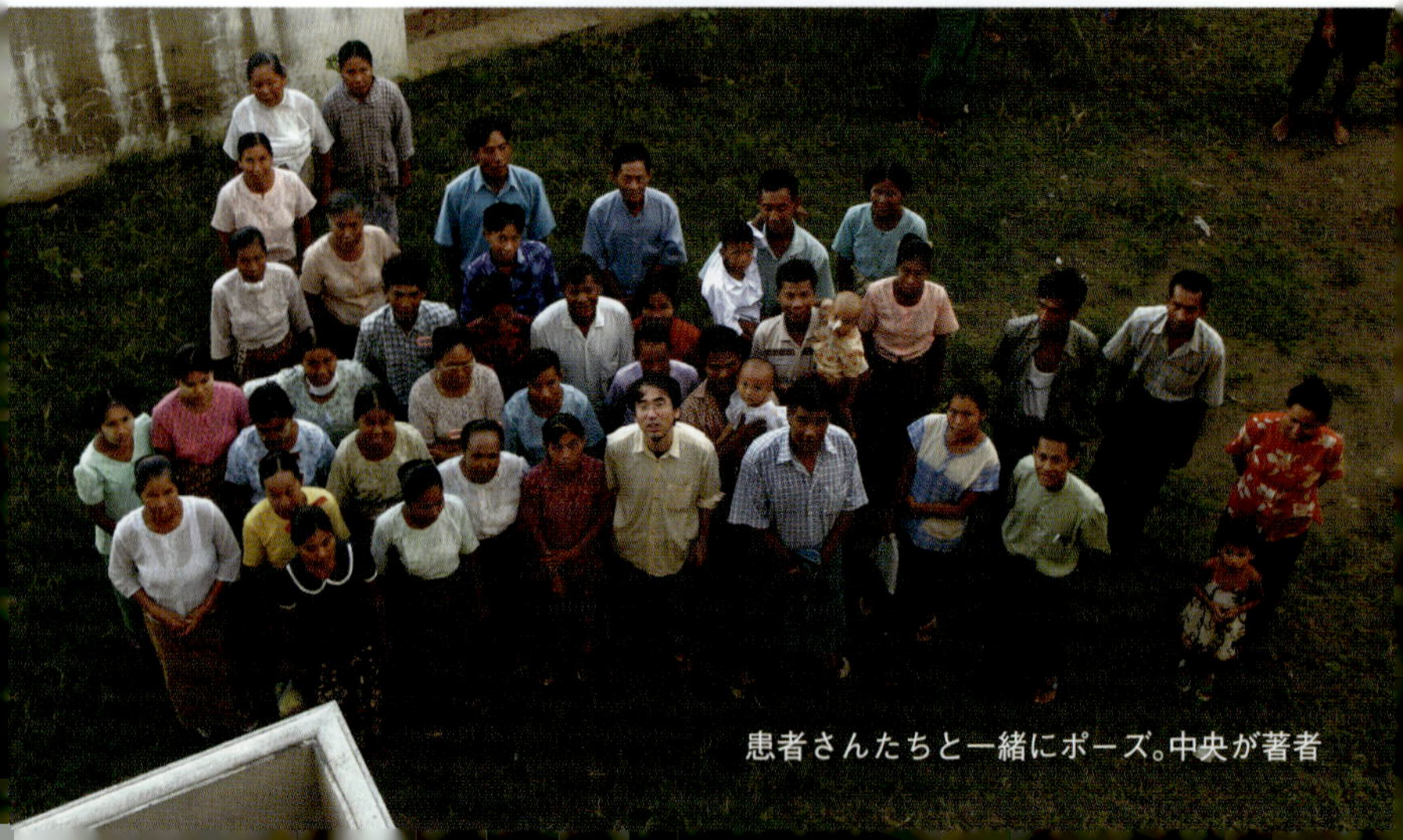

患者さんたちと一緒にポーズ。中央が著者

ミャンマー関連地図

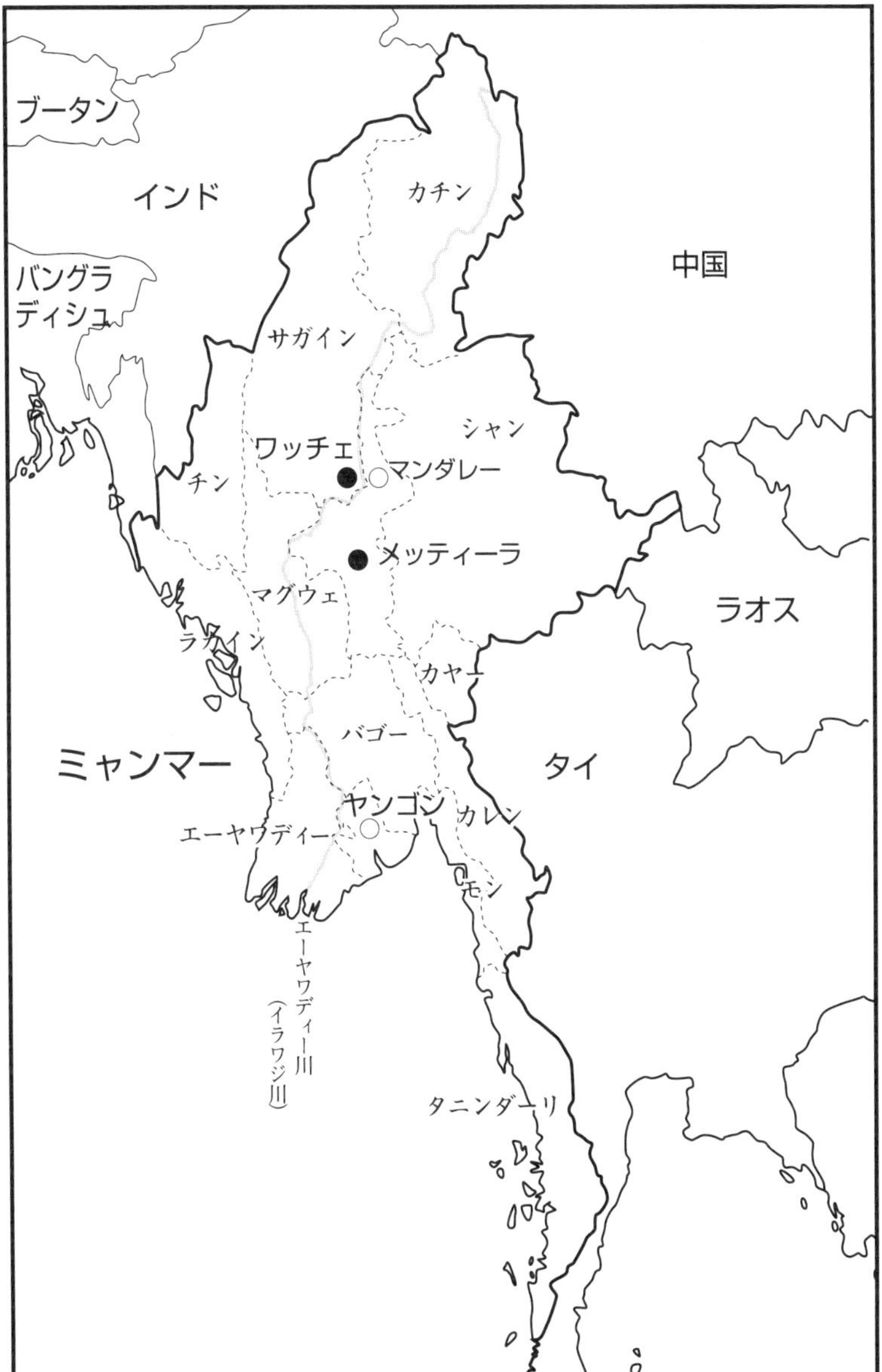
ブータン
インド
カチン
中国
バングラディシュ
サガイン
シャン
ワッチェ
マンダレー
チン
メッティーラ
マグウェ
ラオス
ラカイン
カヤー
バゴー
ミャンマー
タイ
ヤンゴン
カレン
エーヤワディー
モン
エーヤワディー川（イラワジ川）
タニンダーリ

飛べない鳥たちへ　＊目次

第4章●進化のとき　

プロローグ

二〇〇八年五月三日未明、ミャンマーのエーヤワディー（イラワジ）川河口から旧都ヤンゴンに向けて大型のサイクロンが直撃した。

通常サイクロンはミャンマーを避け、バングラディシュに向かっていくものだった。これほど大型のサイクロンがミャンマーを襲うことなど、ここ百年一度もなかった。

ヤンゴンの木々はなぎ倒され、竹で編んだ屋根やトタン屋根は、軒並み剥《は》ぎ取られて原形をとどめていなかった。

死者は、政府発表の三倍近い十五万人くらいに上ったのではないかといわれているが、正確な数字は把握できない。犠牲者の多くは、土地とともに生きる農民たちであり、体力のない老人であり、子どもたちであった。

母親と一緒に水に流され、木の枝につかまっていた若者は、数時間過ぎても高波が引かず、やがて母親からこういわれたという。

「私はもう力が出ないから、この枝を離します。お前はまだ若いのだから、力をふりしぼって助かりなさい」

またある十代の男の子は、家族みんなで木につかまっていたが、やがて波に襲われ、ばらばらに水に飲み込まれてしまった。男の子は偶然近くにあった木にしがみついた。その木はあっという間に水の上を数キロも疾走し、気がつくとどこかに打ち上げられていて助かったという。

しかし、きょうだいや両親など家族はみな、あの闇夜の波の中に消えていったそうである。

こんな話をいくつも聞いた。悲しい物語が今でも私の中に横たわっている。

サイクロン直撃から三日目、偶然にも「ジャパンハート」の医師・神白《こうじろ》麻衣子がヤンゴン入りをした。ヤンゴンに近づいた飛行機の窓からは、水没した町が見えたそうである。

現地での詳しい状況が飲み込めぬまま到着した神白医師は、そのままヤンゴンで動けなくなってしまう。電線は引きちぎられ、水道は止まり、通信も不能になっていた。それから三日間、彼女は事務所に閉じ込められてしまった。物資の調達もままならず、ましてやサイクロン被災者の救援などできるはずもなく、ただ時間だけが通り過ぎていった。

そのころミャンマー政府は、海外からの人的な援助を拒否すると発表していた。現地入りするためのビザの発給は全世界で止まっていた。

幸いなことに、私たちの医療スタッフ数人は、普段この国で活動しているため、入国ビザをすでに持っていた。

神白医師がヤンゴン入りしたころ、メンバーの安井佑医師から私のもとへ電話がかかってきた。

「ミャンマーにサイクロンが直撃して大変なことになっているらしい。救援に行かないのか」という内容だった。

そう聞かれたが、私は「行かないのではなく、たぶんできないだろう」と答えた。

私はミャンマーと長く付き合っているので、政府が私たちの救援活動に対してどういう反応をしてくるかということが理解できていた。

また、私たちにはそれを遂行するだけの十分な金銭的裏づけもなかった。

何もわからない状況下で無理な救援活動を行うことは、「ジャパンハート」にとっても、もともとの活動地ワッチェの患者たちにとっても良いこととは思えなかった。

何より、派遣者自身の逮捕という不幸な結果を招くだろうと予想できた。

私はミャンマーという国の〝仏〟の顔と〝鬼〟の顔をどちらもよく知っている

のだ。

安井医師は、「ジャパンハートがしないならば、どこかできる場所を紹介してほしい」といった。が、その当てはなかった。

おそらく、実際にこのころ災害地で救援を行えた団体というのは、ミャンマー人の集まりか、もともとその地域を活動のフィールドにしている組織だけだったと思う。それ以外の組織は不法侵入者として、政府により排除されたことだろう。

なぜ彼はそれほど救援にこだわったのか、少なくとも理屈だけのことではないだろう。

若いうちは理性より感情の発動が強い。それは体力に裏打ちされているのかもしれない。その情熱は、かつて確かに自分にもあったものだった。

それから数時間後、理事の七沢《ななさわ》英文から電話が入った。彼も安井医師と同様に私に強く救援活動の要請をした。

彼と私は同じ歳だが、これまでまったく異分野で生きてきた。彼は私にとって

〝社会への窓口〟のような存在といえるかもしれない。

――ミャンマーをよく知り尽くし、ミャンマー人をよく知り、医療事情に精通している日本人や団体は「ジャパンハート」と私しかない。この先、ミャンマー政府が国連や国際NGOなど国際機関の受け入れを表明した場合、誰かが先導役をしなければならない。私がその一端を担うべきではないか。

七沢にそう進言された。

「吉岡こそ行かねばならない人間なのだ」と。

それでも気がすすまなかった。しかし、私の心は少しずつ前に進み始めていた。

この時点では、まだ負け戦に行く心境だった。私に与えられているのは経験と現地のネットワークだけである。それ以外は、すべてを事欠いていた。緊急救援に最も必要な物資調達のための資金も、まったくあてなどなかった。

「この先数年分の活動費をあてがう覚悟と、もしものときの撤退の覚悟ができたらまた連絡する」

そういって私は電話を切った。

私はすぐさま安井医師に電話を入れた。相変わらず彼の鼻息は荒かったが、その強さに希望を感じ、「サイクロンの救援に向かう」と宣言した。

サイクロン発生から七日目の朝、私たちは二百キロを超える支援物資とともに成田空港にいた。医者二名、看護師二名、計四名の小さな医療団だった。

思えばその四年前に、私は「ジャパンハート」という団体を立ち上げた。

当時、結婚したばかりだったが、妻には「財産は二年ほどですべてなくなるから」と宣言していた。

そのときは明かさなかったのだが、妻が学生時代からコツコツ貯め、通帳に入れていたお金も、全額注ぎ込むつもりだった。わが家のお金をすべて集めれば、二年や三年は何とかやっていけると見込んでいたのである。

一般のビジネスのように、何かをつくったり、サービスを提供したりして直接、お金が戻ってくる勝負ではない。近い将来、経済的に破綻《はたん》することは自覚していた。

日本から遠く離れたミャンマーという国で、現地の人たちのために細々と医療をする私のことなど、日本人の誰も知らなかった。だから、最初は誰からの寄付も当てにすることはできなかった。

しかし、覚悟はできていた。失敗したら、たぶん私は医者を辞めていたと思う。私は自分の存在のすべてを賭け、わが家の未来を賭け、この無謀な挑戦に打って出た。私に与えられる報酬は、現地の人たちの幸せと、私の存在の意味の自己認識だけだった。

私の妻は医者になったばかりだったが、当然のように現地に同行させ、ともに活動に打ちこんだ。

我が家の収入は、完全にゼロになった——。

なぜ、ここまでして私はミャンマーに、そして海外での医療活動にこだわるのか。

今、私が立っているのは、切り立った深い断崖。

しかし、そこから見える景色は、ほんとうに美しいのである。

すべてを手放した私が、この断崖から望む景色。そのほんの一端を、これからお見せしたいと思う。

第1章 決断のとき

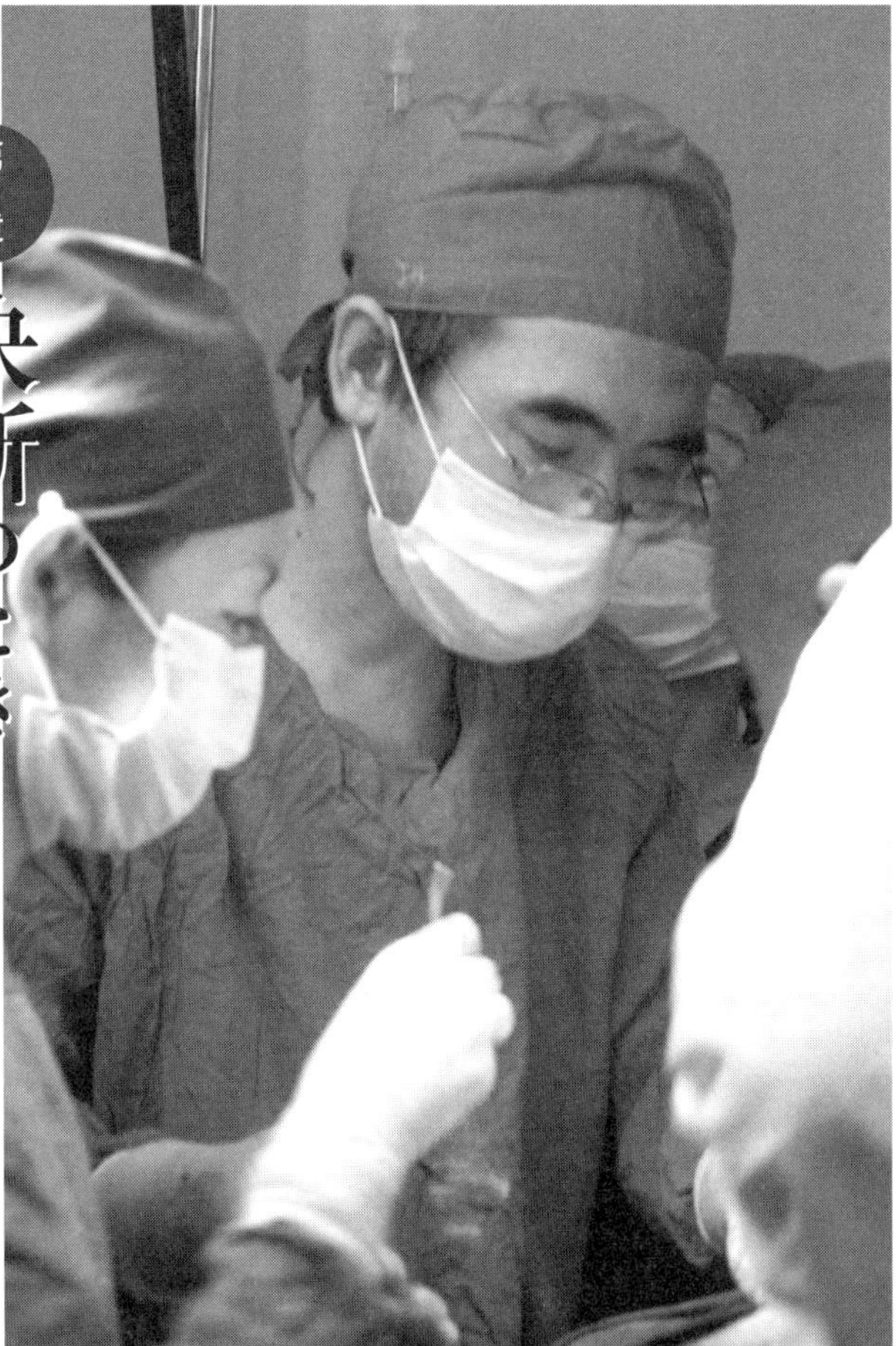

ぜんそくもちだった少年時代

まだ敗戦のショックを引きずっていた昭和三十年代が終わり、輝く未来に向かって日本という国が大きく進み始めた昭和四十年代の初め。一九六五年、私は大阪府吹田市に生まれた。

実家は家屋を改造した、自動車のシートなどをつくる小さな町工場だった。古い木造の民家が立ち並ぶ住宅街の端にポツンとあり、工場の入り口には「吉岡自動車縫製所」という古い木の看板が掛かっていた。近所のおばさんたちが内職に来て、いつもにぎやかだったことを覚えている。

このころから現在まで、私はいつも女性たちに助けられて生きてきたのだと思う。

少年時代はぜんそくもちで、病弱な子どもだった。毎月一、二度は大きな発作を起こし、呼吸困難から、座らないと息ができなかった。夜は立てかけた布団にもたれてずっと座っていたが、それでもよく眠れない。

家業で忙しかった母親が、いつも夜中に起きて私を看病してくれた。明け方、疲れて座ったまま寝ている母親を何度も見たことを覚えている。小学校の入学式にも、発作がひどくて出られなかった。

母親によると、当時のわが家の収入は月二万円程度だったという。そして、そのうちの五千円ほどが私の治療費に消えていった。家の前にあった町医者での治療、あちこちの病院への通院費や薬代を支払うと、家計はいつも苦しかったと、後になって聞かされた。

少年時代に苦労をかけたぶん、将来医者になって家計を助け、家族を養ってやろう——。などと考えたことは、恥ずかしながら、まったくなかった。

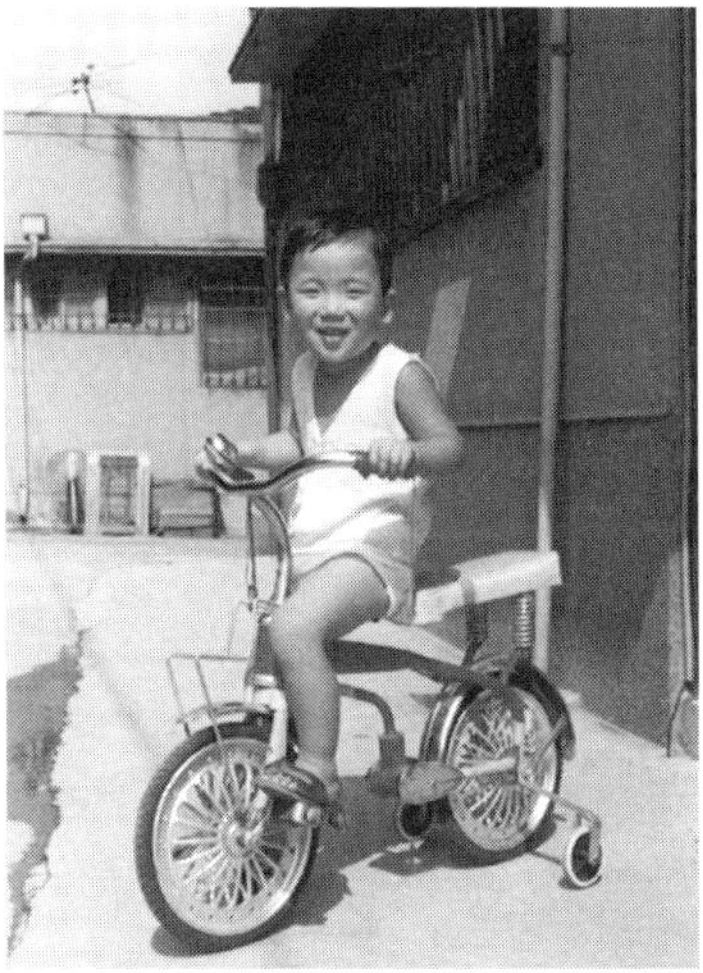

４歳頃の私。自宅の前で

むしろ医者になると宣言していたのは、隣に住んでいた年上のお兄ちゃんだった。彼は教育熱心な家庭の子で、難しい塾に通って勉強していた。その姿を、私は多少冷ややかに見ていた。医者なんて賢い人間だけがなるもの、自分には無縁だと思っていた。

結局そのお兄ちゃんは医者にならなかったらしく、そのころ何も考えていなかった私が医者になった。人生はわからないものだと思う。

子どものころの自分を振り返ってみると、ひねくれていたわけではないが、大きな組織と小さな組織があれば、必ず後者を選ぶタイプだった。草野球のときでも、人数の足りないチームにすすんで入っていくほうだった。まずは小さな組織で力を発揮しようと考えるのは、今も昔も変わらないようだ。

反面教師

私はずっと「教師」になりたいと思っていた。

何となく、自分は教師に向いていると思っていたのだ。人を教えるのが好きだとか、上手だったというわけではないし、あこがれの先生という人もいなかったのに。

おかしな言い方かもしれないが、私は今までの人生で、存在そのものを目標としてきた人がいない。例えば、医者として部分的に手本にする人はいたが、その姿そのものを、自分の将来の姿に結びつけることはできなかった。

私はいつも、誰かの真似ではない、特別な人生を求めてきた、ということかもしれない。

しかし、「反面教師」はいた。

父親である。

小学生のころ、オイルショックによる不況が日本社会を直撃した。原材料の値上がりで下請けの零細業者は次々と倒産に追い込まれていった。細々とやっていたわが家の工場も仕事がなくなり、多いときは三十人ほどいた従業員がだんだんと減り、ついには父親一人になってしまった。

人として私よりはるかに才能に恵まれていたはずの父親が、毎日のように酒を飲み、週末は競馬やマージャンにふけるようになった。家も仕事場も荒れ、借金は膨らんだ。母親が外に仕事に出るしかなくなり、私と一つ年下の妹は親に面倒を見てもらえなくなってしまった。

それでも母親は頑張り続け、大きな借金を返し、私を大学まで出してくれた。時代に翻弄《ほんろう》される父親の人生を目の当たりにして、私は幼心《おさなごころ》に誓った。どんなに苦しいことがあっても、歯を食いしばり実直に、立派に生きようと。それが自分や家族の人生を大切にすることなのだ、と思ったのだ。

小学生の高学年になったころから、ぜんそくは自然に治り、学校の成績も上がるようになっていった。

人生は三世代の成果

私は、個人の享楽を追い求めることに、徐々に嫌悪感を抱くようになった。だから、二十歳を過ぎても酒やタバコ、賭け事にはまったく手を出さなかった。

今となっては、当時のさまざまな出来事は過去の記憶の断片でしかない。だが、現在、当時の父親と同じくらいの年齢になって気づかされたことがある。人並み以上の才能に恵まれたにもかかわらず、家業を継ぎ、時代に翻弄された父親は、なんと気の毒な人だったろう。その才能と時間、エネルギーを持て余し、なんと悔しかったことだろう。

私は、そんな父親の人生をも背負って生きている——。

人生で達成される成果は、良いものでも悪いものでも、実は三世代の時間をかけてなされていると私は考えている。私が種を蒔《ま》き、子どもが育て、孫が果実をとるという具合に。

私の考え方やあり方は、すべて親にプラスかマイナスの影響を受けている。その親はまた祖父母の影響を受けている。そうやって三世代かけて形になっていくのではないか。

特に、祖父母は私の先祖の集大成と位置づけられる。だから、私が世界でいろいろな人のために何らかの成果を残せるのは、私一人の力ではなく、祖父母、両親、そして私の共同の成果だと思っているのだ。

言い換えれば、私が何かを達成したとき、空間的には現在私とともにある人たちや境遇に感謝し、時間的には私の先祖に向かって感謝しているのである。

そして未来の子孫の成果は、すでに私の代から始まっており、今も未来を創っていると言うことができる。

アフリカの飢えた子どもに衝撃

ちょうど十四、十五歳の多感な時期、世間では深刻化するアフリカの飢餓問題に注目が集まり始めていた。雑誌やテレビに映し出される飢餓にさらされた子どもたちの姿に、私は大きなショックを受けた。

この子どもたちと自分とはいったい何が違うのだろう？　生まれた国が違うだけなのだろうか？　私が生まれる二十年前は日本も焼け野原だった。わずかの時間のずれと空間のずれ、このやせこけた子どもたちと自分との違いは、たったそれだけしかないのではないか――。

わが身を振り返り、反省し、感謝した。その感謝の心が、やがて自分も世の中のために何かしなければならない、という漠然とした思いに変わっていった。

ところが、生来の気質なのだろう、高校時代はせっかく公立の進学校に入学したのに、ろくに勉強もせず遊びほうけていた。毎日、友人や女の子と遊び回り、それが生きがいと思っていた。いくら遅刻をしても、顔さえ出していれば欠席扱いにならないことを知っていて、高校三年のころには毎日昼ごろから学校に行ったものだった。

それでも、大学には進むつもりでいた。

進路指導のとき、教師はてっきり私が就職するものだと思っていたらしく、大学の資料を何も用意してくれていなかった。めげずに「大学には行きます」と強弁する私に、その教師は翌週、わずかに男子を募集していた女子短大の資料をずらりと並べて言った。

「君の成績なら、全部受けてもこのうち一つ受かるかどうかだ」

私は強引に国立大学の教育学部を受験した。入試三科目中二科目は0点。そしてめでたく浪人――当たり前である。

高校をギリギリの成績で卒業し、受験予備校にも五回試験を受けて、ようやく入ることができた。友人にすすめられた普通の予備校の、普通のコースを目指しただけだったのに、その体《てい》たらくだった。友人には、「特別に一回目から五回目までの合計得点で受からせてくれたんだ」と、笑えない冗談を言われた。

私はすっかり劣等生だった。

ひらめいた「医学部」

浪人生活一年目でも生活は変わらなかった。相変わらず遊んでばかりいて、合間にちょこちょこと勉強する感覚。成績は一向に上がらなかった。

そのころまで、私はあくまでも教師になろうと思って、教育学部を志望していた。

ある日、遊びに行った友人の家で進路指導票を見せてもらった。チェックが入っていたいくつかの学部の中で、ふと「医学部」に目がとまった。成績の良いその友人にとってさえ本命ではなかった学部なのに、それを見て私はひらめいてしまったのだ。

「オレ、医学部に行かなきゃ」

まるで私の中に眠っていた、遠い昔の忘れ物を思い出したような感覚だった。

友人たちは、

「お前なんかには無理だ」

と相手にしなかった。

母親は、気がおかしくなった、と本気で心配した。

その母親は、私の友人——うち一人は私同様、浪人した人間——に考えをあらためるよう説得してくれと頼んでいた。

依頼を受けた彼らは、私を大衆中華料理店に誘い出し、左右から挟んで説得し始めた。

医学部がいかに難しいか、私のような低学力の者が進むところではなく、普通は東大とか京大に合格する者たちが行くところが医学部なのだ、と言われた。私は文系だったのだが、「医学部は理系が行くところだ」とわかりきっていることまで言われる始末。食べかけの鳥の唐揚げが、すっかり味を失ってしまった。

しかし、そんな母や友人たちの必死の「工作」にもかかわらず、私の気持ちは変わらなかった。

医学部に進める可能性などほとんどない。

痛いほどわかっていても、それが私の進むべき道に思えた。

気の迷いだと、何度も頭の中から「医学部」を振り払おうとした。でも、確信は深まるばかりだった。

一つの衝動が私を駆り立てていた。

不幸な境遇の人たちのために何かしたい。

そのために、医者になりたい。

かつてアフリカの子どもたちの姿に衝撃を覚えたあのころの気持ちを、強くかみしめていた。

彼らの役に立ちたいという思いと、医者になることが、年月を経て私の中でストレートにつながった。

どん底での「取り引き」

一浪の末、どこの大学にも合格するレベルに達することができず、撃沈。そして、もう一年浪人する羽目になった。予備校の試験は、今回も四回落ちた。

二年目に入った浪人生活も相変わらず低空飛行が続いた。

一年目まで文系のクラスにいたのに、国語、数学、英語すべて偏差値は30台。それに加えて理科を勉強しはじめたわけだから、本当に泥沼にはまり込んだ心境だった。十月の終わりまで、まるで希望の持てない状況が続いた。

さすがに受験が近づくにつれ、追い込まれていく。このまま私はどうなっていくのかと、不安から夜も眠れない日々だった。
そんな夜はいつも天に語りかけ、神や仏と「取り引き」した。
どうか私を医者にしてほしい、生涯恵まれない人のために働くから、と。

十一月ごろから急に成績が上がりはじめた。特別な勉強をしたわけではなく、ひたすら予備校の講師たちの言うままに、最低限の勉強をしていただけだった。十二月には、偏差値が60を超えた。これで医学部が、射程圏内に入ってきた。いよいよ受験本番を迎えた。私は高校時代から、一度も満点に縁のない男だったが、この年の共通一次試験（現在のセンター試験）のいくつかの科目で初めて満点を取ることができた。

そして二次試験。当時は、国立大学はすべて同じ日に一度だけ試験を行っていたので、複数校を受験することはできない。つまり一発勝負である。私が選んだのは、二次試験の科目で理科がなかった大分医科大学（現在の大分大学）だった。試験の出来は決して良くなかった。でも、どうにか合格。うれしいというより、

「やれやれ」という気持ちだった。人は本当の極限状態から解放されると、うれしいというより戸惑うものだという。本当に終わったのだろうか？　終わったらしい――。そんな心境だった。

情けない男に、神仏が情けをかけてくれたのかとも思った。とはいえ、そもそも特定の信仰などもっていない。私は、この世のあらゆる存在に感謝しようと努めることにした。

その時よりも年を重ねた今は、神仏とは、ただ感謝を捧げる存在であって、頼みごとをする存在ではないということがわかっている。ただ、人は弱さゆえ、若いころの私のように、何かに頼ってしまうものかもしれない。

私は今、あのときの約束を果たすために働いているつもりでもある。

若気の至りだったと、ときどき後悔するのだが。

自分のためだけに悩まない

話はもどるが、二浪目の終わりごろ、私はある中国の修行僧の話を知った。

どうしても悟りを得たいと苦しむ若き禅僧に、高僧がこう言い放ったという。

「目を開け。山を下りれば多くの人が病や飢えで苦しんでいる。お前が悟ろうが悟るまいが、世の中の人の苦しみは変わりはしない。自分のことで悩むひまがあれば、町へ下りて苦しむ人々に手を差し伸べなさい」

私は、若き禅僧のごとく、「はっ！」と目を覚まされた。

見上げれば、どこまでも広く、美しい空が広がっている。自分、自分、自分……とこだわるなんて何と無意味なことか。

もう自分のためだけに悩むのはやめよう。

私はそう心に誓いを立てた。

人は何かに没頭したり、のめり込んだりすると、視点が狭まり、どうしても大きな世界観で物事を考えることができなくなる。狭い社会の中で一番になってみても、しょせん大きな世界に出ればたいしたことがないのだ、ということがわからなくなる。

自分のことばかりが関心の対象になると、自分が〝世界の中に存在している〟という当たり前のことさえわからなくなるのだ。

いかに自分を大きな視点から位置づけるか。

それは、自分がさまざまなものと、互いに影響しあいながら生きているということを、当たり前に知ることである。あるいは、人が生きていく上での大切なあり方を、自分自身に教えることである。

それを意識するとき、人は自分に与えられた「人生」という限られた時間を、価値のないことのために浪費することがなくなる。

この「自己相対化」の視点こそ、今でも常に心がけている、私の大切な習慣である。

海外で働く医者になる

晴れて二十歳で医学部生となった。生活費は母親からの仕送りと家庭教師のアルバイトでまかない、あとは学生生活を謳歌《おうか》した。

勉強のほうは、最初の一般教養の授業が退屈に思えてしまい、結局、必死になれなかった。成績はいつも通り低空をさまよった。

一方、当時は日本円の価値が高かったこともあり、インドネシアやタイへ旅行した。現地では、発展途上国の貧しさと日本の豊かさとのギャップを肌で感じ、こうした国々で働きたいとの思いが強まっていった。

私は大学の部活動で拳法をしていた。武道の本はいろいろ読んでいたが、空手家の柳川昌弘さんが書いた『空手の理』（福昌堂）の中に、こんな文章がある。

「地位や名誉などを求めてはならない。それらはもし必要があれば自然と伴うものである。自らにとって不自然な願望は達成されないし、達成されないほうが良いのである」

自分もこうありたいと思った。

今でも私はよくこの言葉を自分の中で繰り返す。地位や名誉を求めてはいないか？　お金を欲しがってはいないか？

六年間の医学生生活は、たちまち過ぎていった。

私は、卒業を控え、決断を迫られていた。

当時、医学部を卒業した者は、大学病院に残ることが当たり前だった。いわゆる「医局」制度である。

医学部教授が関連病院の人事を左右するこの制度は、医者としての将来的な安定が確保される代わりに、個人の意志や技量は軽視される傾向があった。

私はそれを嫌い、大学を離れて一般の救急病院で働くことを選んだ。

今でこそ新たな研修医制度の導入などで抜本的に見直されている医局制度だが、当時それを拒むことは日本の医療システムのメインストリームから外れることを意味した。当然、周りからは猛反対された。

しかし、私には時間がなかった。

私にとって重要なことは、将来の安定ではなかった。少しでも多くの患者を診《み》て経験を積み、一日でも早く一人前の医者になることだと望んでいた。

「海外で働く医者になる」という思いが、私を激しく駆り立てていた。

病院をかけもつ激務

私が生まれ育った場所、大阪。その南部の救急病院から、救急救命の医師としての引き合いが来た。

そのころ、この地域には夜間も対応する救急病院が他になく、急患がひっきりなしに運び込まれてくる状態だった。私は初めての病院で、わからないなりに週二日の当直を含めた勤務に没頭していた。

二年目には神奈川・鎌倉にある関連病院に、婦人科の研修に行った。海外医療をするには出産や分娩が安全にできなければいけないだろうと考え、産婦人科を希望したのである。

いったん大阪の病院に戻った後も、かけもちで大阪と鎌倉の間を毎月数回、勉強のために往復した。

そのころ、実は大阪も人手不足で、当直は週四日が当たり前になっていた。当直と通常勤務を終えた日の夕方、大阪から新幹線に乗り、夜の十一時ごろに鎌倉の病院へ到着。そのまま当直に入って朝まで分娩をこなし、午前八時から午後八時まで産婦人科の手術に参加、東京発の最終の新幹線で再び大阪へ――。翌朝は普通に病院に出て、夜は再び当直をこなした。

睡眠はほとんど電車の中でだけ。寝不足の目をこすりながら、「いったい自分は何をやっているんだろう？」と迷った。それは周りの人から見ても同じように映ったことだろう。「あいつは何をやるつもりなのか」と。

大阪では小児の救急医療が仕事だった。産婦人科と同様、海外で特に必要になるだろうと考えて、他の医師たちよりも長く小児科の勉強をした。その研修が終わり、念願の外科を勉強しようとしていた矢先、小児科の部長から呼び出しを受けた。

部長は、「このまま小児科に残って、しばらく手伝ってもらえないか」と言った。「もし君に残ってもらえないようであれば、断腸の思いだが夜間の小児救急を止めなければならない」

当時、小児科には部長と私以外に、スタッフの小児科医が二人、研修医が一人いた。ところが、スタッフの医師が二人同時に他の病院へ研修に出ることになり、もう一人でも抜ければ、一週間毎日の当直態勢が維持できない状況になってしまったのである。

もし私が小児科に残るのを断れば、大阪の堺市以南から和歌山県に至る地域で、夜間に子どもたちがかかれる病院がなくなってしまう。それがこの地域の子どもたちに不幸を招くことは、想像するまでもなかった。

そのことが瞬時に理解できた私は、とてもこの依頼を断ることはできなかった。

こうして、小児救急医療の世界に入り込んでいった。

〝飛べない鳥〟になる

医者として経験を積むうち、だんだん「マニュアル」が通用しなくなり、わからないことだらけになってきた。

人間の体は、一人ひとり違うもの。病気と病気の関係はもちろん、患者の体調や都合によって、医者がすべきことは変わる。教科書や人から教えてもらう知識は断片的で、目の前の患者にうまく当てはまるとは限らない。そうして、知れば知るほどわからなくなるのが医療というものなのである。

そのうえで、日常業務に忙殺される自分がいた。

人手が足りず、周囲のサポートは得られない。この人はどんな人間で、この病気にかかったことにはどんな背景があるのか。そんな思いをめぐらせる余裕もなく、ただ私は、目の前の患者や病気を診ることで精いっぱいだった。

いくら忙しくても満足感は得られなかった。肉体的にも精神的にも消耗しきっていた。

このままでは〝飛べない鳥〟になってしまう——。

そう思い始めていた四年目。研修で大阪を離れていた同僚が現場に復帰してきた。同時に、孤軍奮闘状態だったこの地域の小児救急医療体制も次第に整備され始め、私の勤務にもようやく余裕が出てくるようになった。

こんな思いがわいてきた。

「私に課せられた社会的な責任は、もう果たしたのではないか」

そして、「そろそろ飛び立つ時期が近づいてきているのではないか」——。

今日と同じ明日を生きるな

思いつめた私は、以前から連絡を取っていた海外医療協力を手がける非政府組織を訪ねた。

海外派遣のニーズはいくつもあった。医局制度が厳然と存在していた当時は、一年以上も職場である病院を離れて海外に行く医者など誰もいなかったからである。私のあり方はとても稀《まれ》なケースであった。

行き先は最初、アフリカかネパールか、という話だった覚えがある。それが最終的にミャンマーになった。

ミャンマーに関して予備知識はほとんどなかった。しかし私は迷わず「行こう」と決断した。

当時の病院長も私の気持ちを察してくれたのだろう。まだ医者として経験面で不安を抱える私に、こう言って背中を押してくれた。

「吉岡、私の年になっても医者というのはわからないことが毎日あるものだ。不安など抱かず、今行け、遠慮なく行け！」

人は未踏の山を登ろうとするとき、何に一番時間をかけるだろう。スケジュールを立てる、道具を選ぶ……。

そうではない。

登ろうと決心するまでの時間が、圧倒的に長いのである。

心さえ決めたら、後は早い。準備など動きながらでもできるものだ。

でも、何も決めないでいれば、今と同じ状況を明日に持ち越すだけのことだ。
今日と同じ明日を生きるな——。
だから私は、決断した。
ミャンマーに行こう。
私たちに与えられている時間は、たった数十年しかないのだから。
私が人の役に立ちたいと思い、医者を目指してから十二年目の年。一九九五年。
戦後五十年目の秋のことだった。

第2章

船出のとき

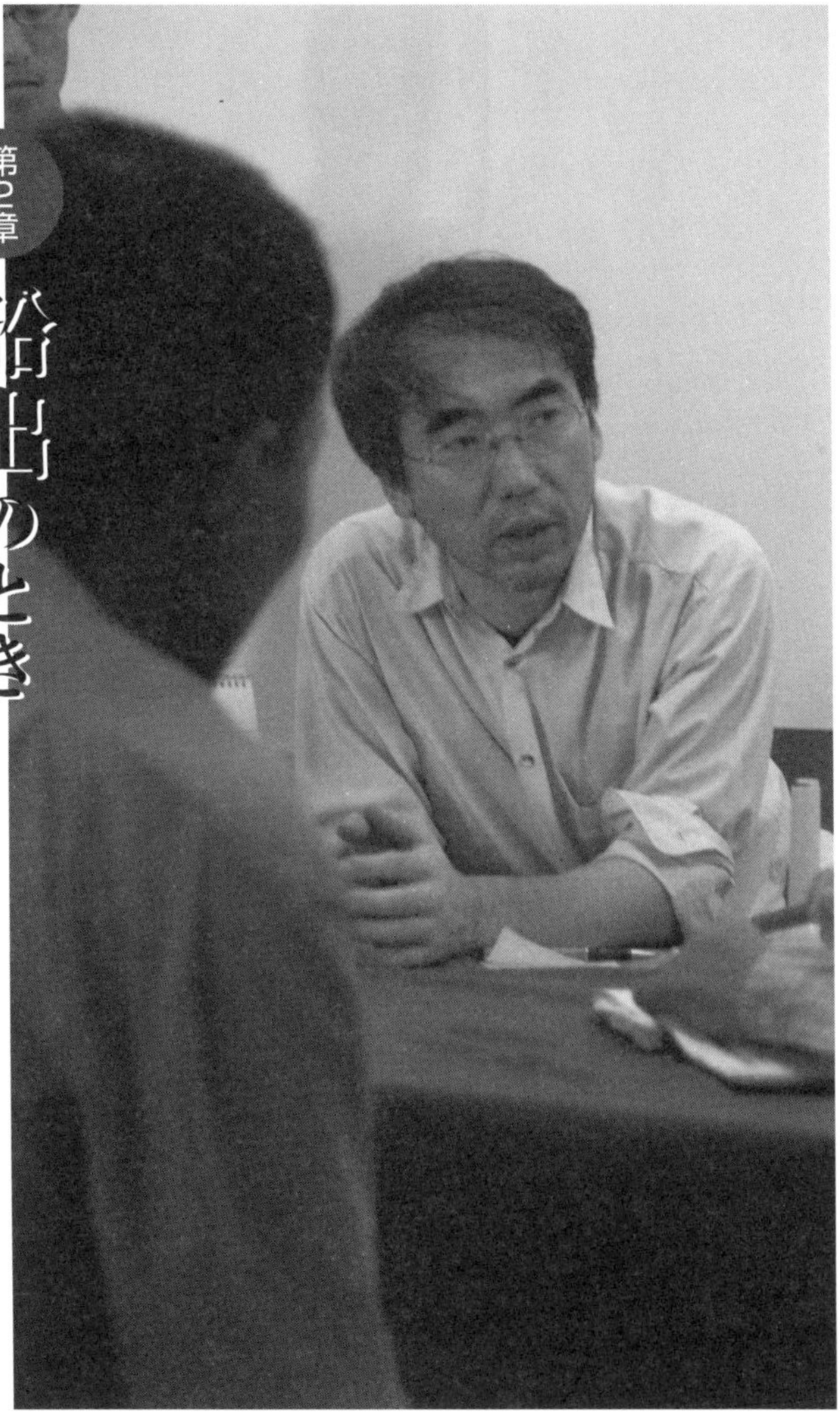

聴診器一本で出発

とにかく「暑い」。

それが初めて降り立ったミャンマーの印象だった。

何せ年間の平均気温が27度前後の国。日に日に寒くなる日本から来たのでなおさらなのだったが、実は出発直前まで、ミャンマーという国の位置さえ今ひとつわかっていなかった。

持って行った荷物は、最低限の身の回り品くらい。医療器具は聴診器一本だった。すべて現地で調達するという話だったので、何が必要かも、何ができるのかも来てから考えようと思っていたのだ。

何も知らなかったから何の不安もなかった。ミャンマーが軍事政権国家だということも、後から知ったほど。この国の歴史についても、特別な知識は持っていなかった。

この時の訪問は、第二次世界大戦で家族をなくした日本人遺族たちの慰霊団と一緒だった。NGOを通じて、ミャンマーで医療支援をするよう依頼してきたのがその方々だったのである。私の初訪問の目的は、現地調査とミャンマー中部の街・メッティーラに建てられた慰霊のための「世界平和パゴダ」の完成記念法要への出席を兼ねていた。

メッティーラはこの国で唯一、日本軍と英軍が激しい市街戦を戦った激戦の町であった。戦闘の中で、多くの日本人がこの地で亡くなっていた。

ミャンマーの近現代史を、ごく簡単に説明しておこう。

そもそも「ミャンマー」は一九八九年から軍事政権が対外的に使っている国名。それ以前は「ビルマ」と呼ばれており、現在も反体制の姿勢を示す意味で使い続ける人たちがいる。

ビルマは、十九世紀後半からイギリスの植民地支配下にあった。第二次世界大戦で、日本軍はビルマ北部で英米が中国の蔣介石《しょうかいせき》を支援する輸送ルート、いわゆる蔣援ルートの遮断と、東南アジアからインドへの勢力拡大を目指し、ビルマへ兵を進め、イギリス・アメリカ・インドの連合軍と衝突した。

日本軍は植民地からの独立を求めるビルマ人青年たちと手を組み、「独立義勇軍」を組織。その青年の一人が後の将軍で国父のアウンサン、現在ミャンマーで民主化闘争を指導するアウンサンスーチーの父親である。

いったんはビルマ全土を占領した日本軍だったが、連合軍の猛烈な反攻を受け一九四五年に撤退。ビルマは再びイギリスの植民地に戻った。

三年あまりの戦闘で、三十万人の日本兵がビルマに送り込まれ、そのうち十九万人もの命が散ったとされる。もちろん、現地のビルマ人にも大量の犠牲者が出た。

激戦地であったメッティーラの古い仏塔は、ここで戦った元日本兵やその遺族、そして日本の仏教徒らの寄付によって改修され、戦没者の供養と世界平和を願う施設に生まれ変わった。それが「世界平和パゴダ」である。

四季のある日本のような国から一転、自然環境の厳しいこの国に来て戦い、そして死なねばならなかったことが、どれほどつらかったことだろう。

黄金に輝くパゴダの前で、戦後生まれの私はそんなふうに思いを馳せていた。

「償い」から「感謝」へ

こうして慰霊団の方々と各地を巡るなかで、印象的な光景に出あった。

ある戦跡でのこと。八十歳くらいの日本人のおばあさんが、ずっと一つの方角を向いてたたずんでいた。

その方向にあるのは、彼女の夫が亡くなったといわれる土地だった。

その姿を横から見ていて、私は思った。「これでだんなさんは救われただろう」と。

おばあさんは、戦後の混乱の中で数人の子どもたちを立派に育て上げたことを、亡き夫に報告していた。

これで、おばあさん自身も苦労が報われたのだと思った。

そして私は、なぜ今、この人たちが劣悪な医療事情に苦しむミャンマーの人たちを救いたいと願うのかが、それから少しずつわかるようになっていった。

この地で亡くなった人たちは、大地の一部となり、何をしても帰ってくることはない。しかしその大地は、今、ミャンマーの人たちを生み出している。いわば、大地に溶けていった日本人からミャンマー人が生まれてきている――。

だから、ミャンマー人を助けることは、亡くなっただんなさんたちを助けることにもなるのだ。

私も覚悟を決めた。

あのおばあさんたちの思いを受け止め、日本人を代表してミャンマーの人々を助けよう。

その感覚は「償い」とは違うものだった。

戦争中、飢えと渇きで行き倒れる日本兵たちに、多くのビルマ人が食料や水を分け与えてくれたという。

イギリス軍に見つかれば、自分たちが拷問を受けることを知りながら、苦しむ日本兵を見殺しにはしなかったのだ。戦後、食料のなかった焼け野原の日本に、支援の米を送ってくれたのもビルマの人たちだった。

そんな彼らに、日本人として「恩返し」をしたい。

そして、あの戦争で亡くなった日本人たちやミャンマー人たちのために何かしたい。

私は心からそう思い始めていた。

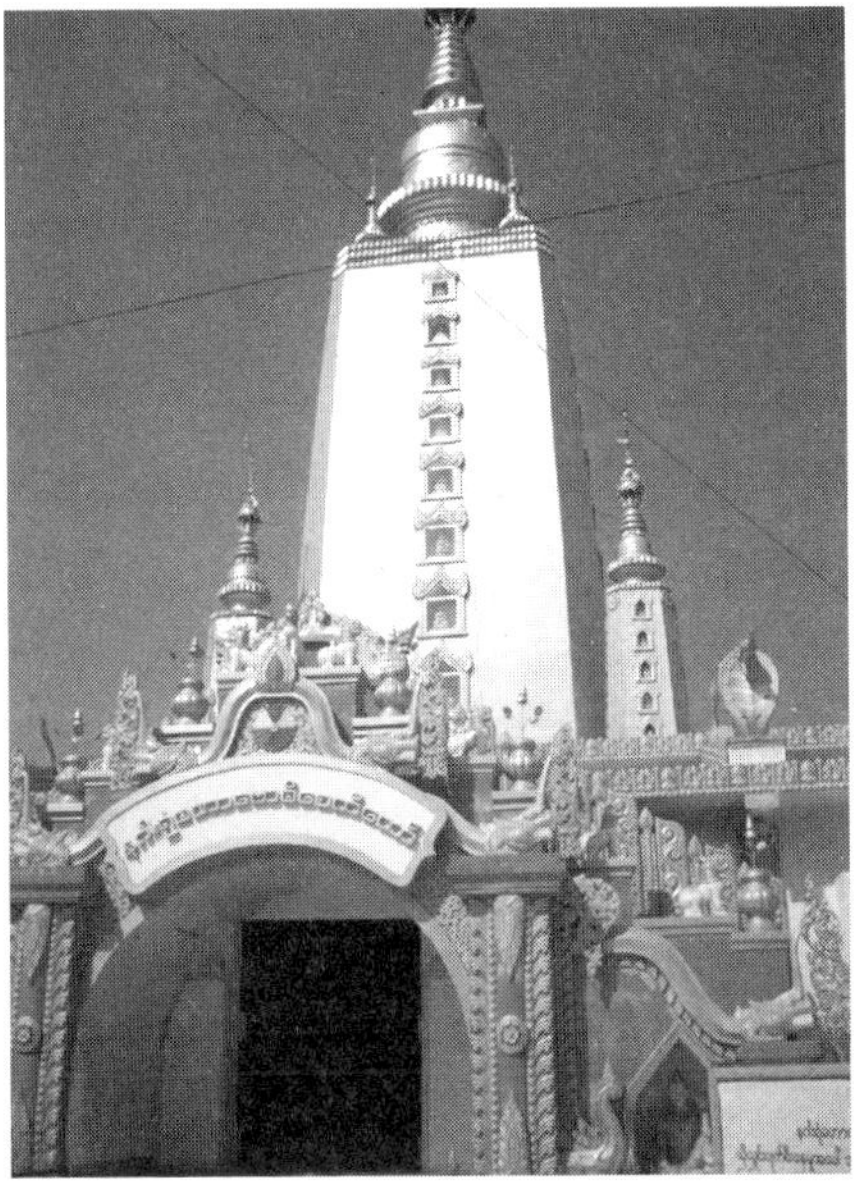

ナガヨン世界平和パゴダ
＊写真＝関口威人

償いや懺悔《ざんげ》も大事だが、それだけでは未来に向かう発展性がないのではないか。

「感謝」から生まれる明るい未来がある。

そう思って、私は「感謝」の心をもって、ミャンマーの人たちと謙虚に向き合うことにした。

悲しき装甲車——五十年前と同じ「格差」

メッティーラでの医療支援プロジェクトが始まった。

すべて私が一から組み立てねばならなかったのだが、柱としたのは無医村への巡回診療、栄養失調児への栄養給食、浄水の提供と衛生教育などであった。

当時はビザが一カ月分しか下りなかったので、一カ月で日本に戻り、ビザをとってまたミャンマーへ、の繰り返し。結局、最初の現地入りから本格的にプロジェクトを始めるまで、七カ月もの時間がかかった。

しかし、それですら最も迅速だったらしく、私より先に来ていたオランダやオーストラリアの医療チームは、開始までに二年もかかったという。ミャンマーには多くの国々のさまざまな機関が援助を希望して訪れているが、何もできずに帰っていく団体も少なくなかった。

そういった欧米のチームは、数人の専門家グループで入国し、見るからに資金も潤沢そうだった。おそらく予算の半分は滞在先の確保や活動準備のために使い、一人は調査に、一人は交渉に、また一人は……といったように、ぬかりなく計画していたのだろう。

一方の私はたった一人。住む場所もはっきりしないまま「成功を祈る」と日本を送り出され、右往左往していた。

「世界平和パゴダ」が建つカンナジョン寺の境内には、今も旧日本軍の小さな装甲車が置かれている。

薄い鉄板で覆われ、車輪も崩れたさびた鉄のかたまり。

日本の兵隊は、こんなおもちゃのような小さな装甲車でイギリス軍の大戦車隊に立ち向かわねばならなかったのである。

それはまさに、戦後五十年を経てここに派遣された日本人の私と、欧米人たちの境遇の格差を示すもののようでもあった。

——日本は、日本人は、五十年前と何も変わっていない。

境内であの装甲車を目にするたび、私は心のなかでつぶやいていた。

その悲しき装甲車は、このときの私自身でもあった。

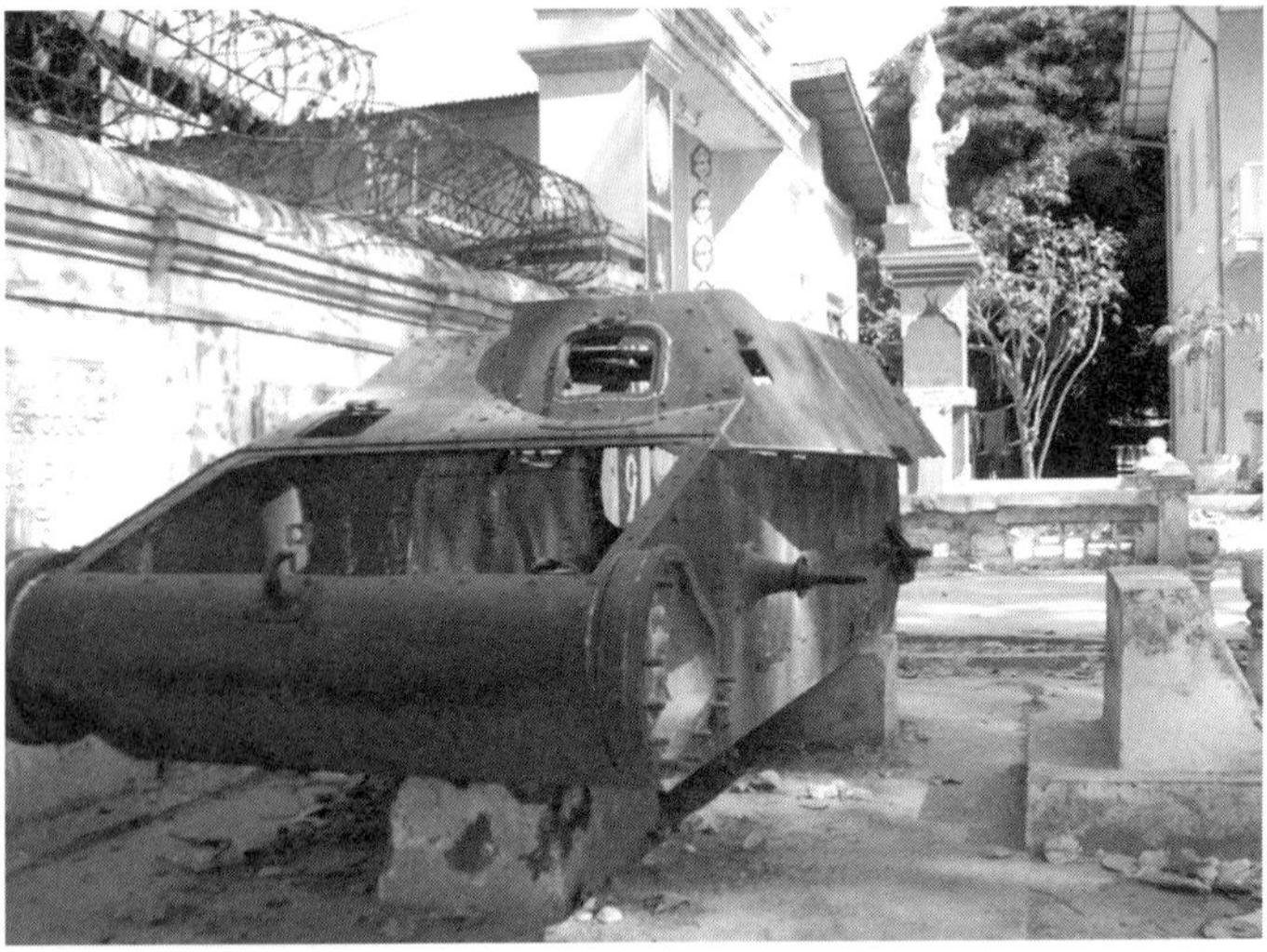

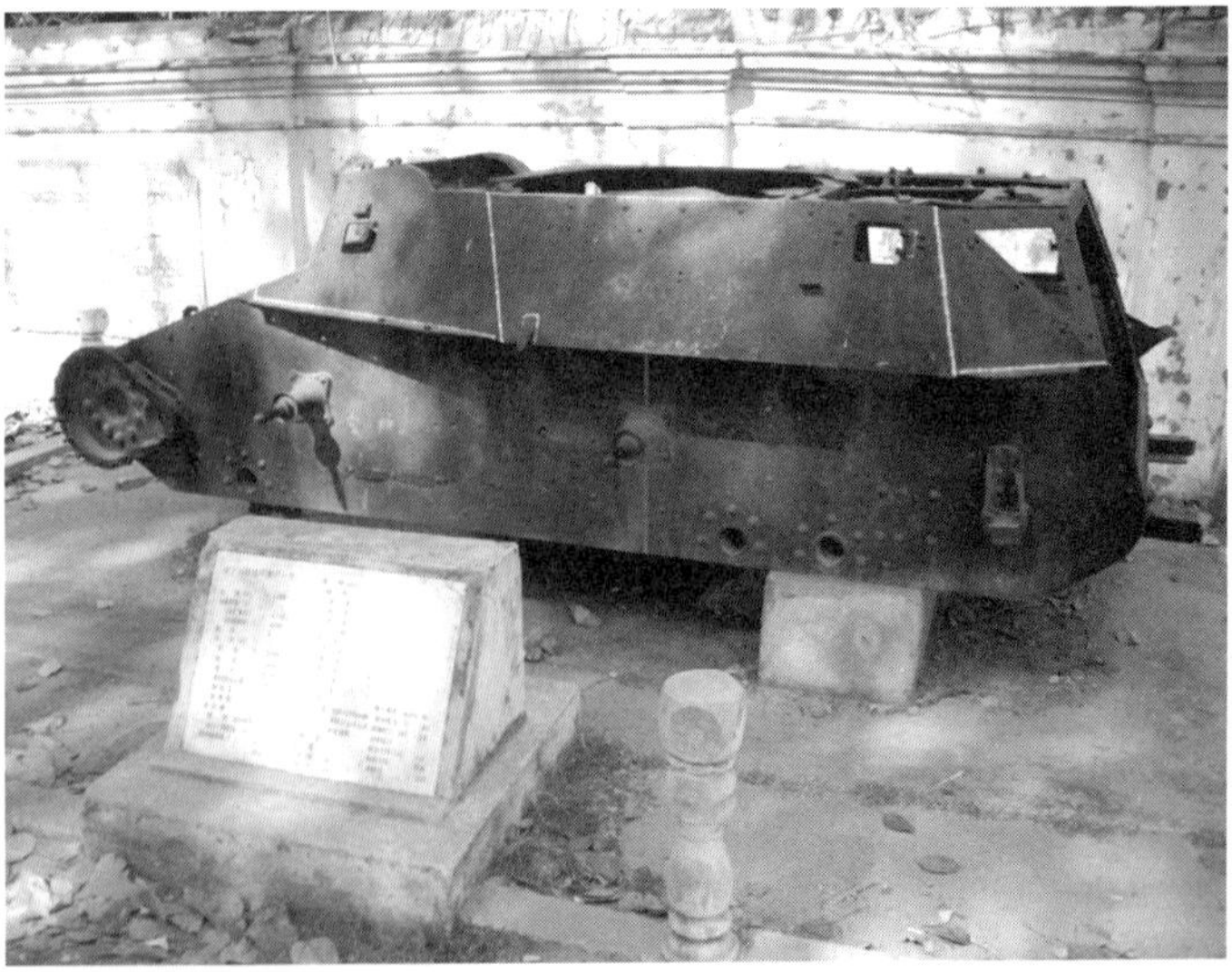

カンナジョン寺の境内に置かれている朽ちた日本軍の装甲車

＊写真＝関口威人

ミャンマーで「一番貧しい日本人」

私の心には、日本で温かく送り出してくれた多くの人たちの顔があった。その笑顔を思い浮かべると、「このプロジェクトを成功させるまでは死んでも帰れない。皆さんに会わせる顔がない」という思いがふつふつとわいてくるのだった。

生活のためとはいえ、遺族の方々から「現地の人々のために」と託された資金を、その目的以外に使うことは精神的に耐えがたかった。

当初は安いホテルに滞在していたが、ついにはお金を節約するため、現地の人に頼み込んで居候をさせてもらうことにした。

アジア諸国の人々にとって、日本といえば飛ぶ鳥を落とす勢いの経済発展国である。彼らは日本に憧れを持ち、日本人の豊かさを羨望《せんぼう》の眼差しで見ていた。

だが、ほとんど何も買わず、質素な生活を続ける私は、「日本人は金持ちばかり」という現地の人々の日本人像を裏切っていたようだ。

現地の人は、私のことを「ミャンマーで一番貧しい日本人」と呼んだ。

しかし、そのときでも、私の目は死んでいなかったと思う。

どんなに貧しくてつらくても、「手元の金は、この国の困っている人たちのために使わなければならない。そのときまで一円でも多く残さねばならない。日本の人たちの心を乗せているのだから」という思いと、ヨーロッパ人たちに負けるわけにはいかないのだという、日本人としての矜持《きょうじ》のような思いがあったからだ。

長い準備期間を終え、やっと実際の活動が始まった。

私は、空き家を格安で借り受け、住居兼診療所とした。通訳を含めたスタッフを数人雇ったため、自分の生活費はとことん切り詰めた。自ら町で医薬品を買い込み、オンボロの車で診療に回った。

所属するNGOから「給料を月七〇〇ドル程度出す」といわれたが、受け取りを拒否した。私は自分の労働の価値と自分の人生を、お金という価値に置き換えたくなかった。

しかし会計上、向こうも出さないわけにはいかないので、「やる」「いらない」

の押し問答になった。結局、私が折れて受け取ることにしたが、一円たりとも自分のものにはしないと心に誓った。

結果的に、そのお金は現地で新たな診療所を建てる資金に回すことになった。

情けは人のためならず

食費をめぐっても、非常に面白い経験をすることになった。

当初、外国人である私には、一日当たり千円の食費が用意してあった。しかし、私はどこへ行っても自分の食費ぐらいは自分で払うのが当たり前だ、と考えていた。

メッティーラでは、これだけのお金があれば三十人ほどの子どもたちの栄養失調を改善できることを知り、私の食費をそっくり子どもたちの栄養給食に当てることにした。診療に回る地域でも一番貧しい村を選んで、三十五人ほどの子どもたちと付き添いのきょうだい、計七十人の子どもたちに週三日、計六食ずつの給食を振る舞った。

一方、診療は日本からの寄付金で、ほとんど無料で行うことができた。

患者たちは診療のお礼にと、米や野菜、鶏肉や卵などを次々に持ってきてくれた。そのうちに台所は食べ物であふれかえるようになり、私はそれを市場で売ってお金に換えた。そのお金は、再び薬代となって患者たちに循環していった。

はじめ栄養失調児のためにと差し出した私の食費が、めぐりめぐって食べきれないほどの食料となり、さらに薬代となって患者の負担の軽減に役立つ。

私が少し欲を手放すだけで、皆が幸せになる。

その過程で、私こそがもっとも幸せを受け取った人間だった。

「情けは人のためならず」とは真実だったことを、実感する経験だった。

電気も水道もない診療所

メッティーラは当時、市内人口が約八万人、周辺の農村地帯には約二十四万人が住んでいた。しかし医師の数はわずかで、特に農村地帯にはたった一人しかいないという状況。しかも実際に医療行為をするのは看護師や助産師、あるいは伝統医療の使い手だった。

正確な死亡率や子どもたちの疾病状況などは、まったく把握できなかった。国連の統計では当時、ミャンマーの乳児死亡率は百人中三十人程度。確かに子どもたちの置かれた環境は劣悪なものだった。とはいえ、そんなに多くの子どもたちが目に見えて亡くなっているという状況も確認できなかった。

私は、まったくつかみどころのない現実に身を置いていた。

農家の現金収入は限られており、土地を持っていなければ一日働いても稼ぎは二十—三十円程度しかない。

ミャンマーには医療保険制度はなく、病気をすると点滴や薬だけでなく針や注射器に至るまで、すべて自己負担となる。抗生物質など使えば、一週間分の収入が一日で消えてしまう。

さらに市内の病院への搬送費や食事代を合わせると、日本人が考えるよりもは

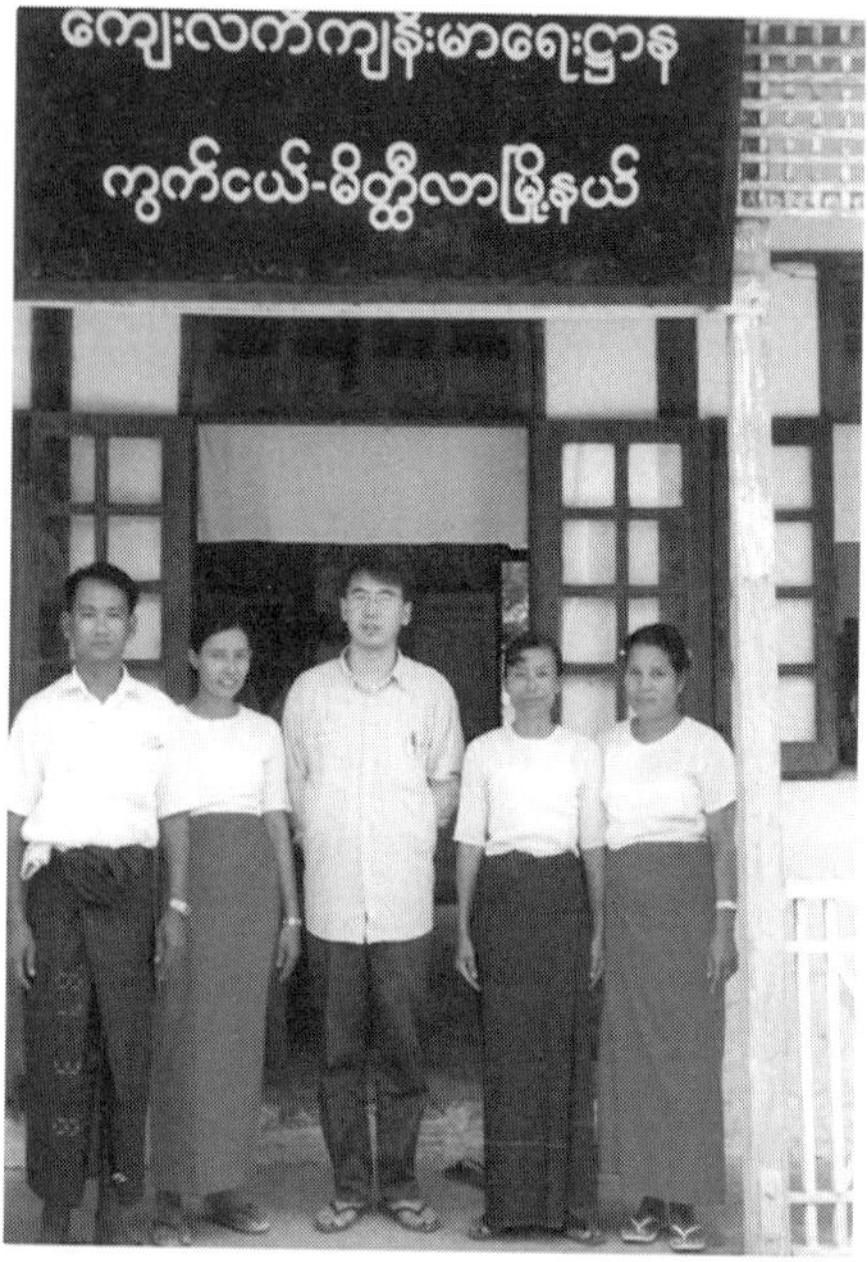

メッティーラ近郊の診療所にて。現地のスタッフたちと

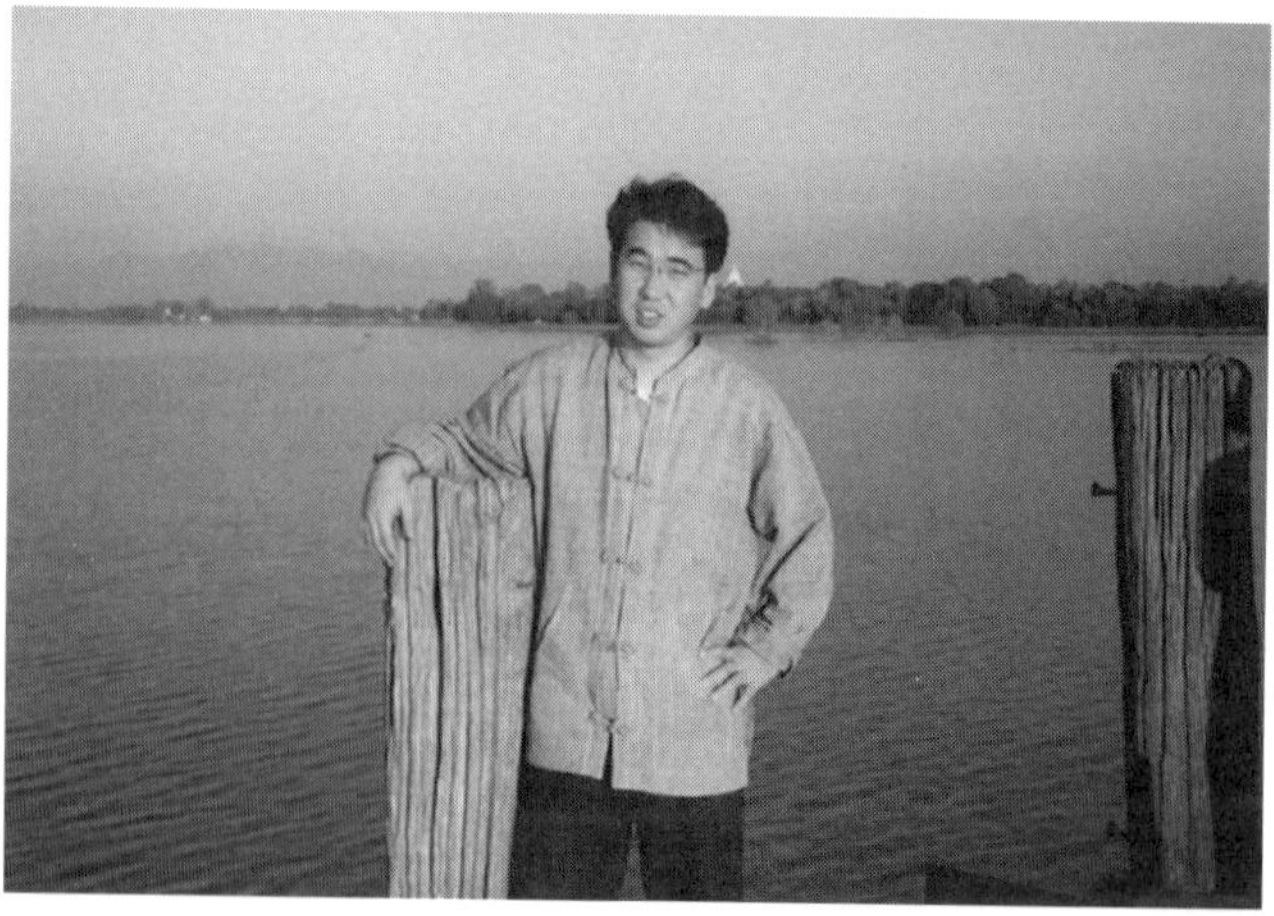

マンダレー近郊で

るかに大きな負担であったことだろう。現地の人々にとって、病気をしても医者にかかって治療を受けることなど、遠い世界の話だったのである。

そんな社会環境で、私はメッティーラ市街部のはずれに構えた診療所を拠点に、郊外の四つの村を週に一度ずつ巡回診療することにした。

車で一時間以上も揺られる道は、恐ろしいほどの悪路である。車にエアコンはなく、乾期は開け放った窓から舞い込む砂煙にむせび、苦しめられた。雨期になると道はぬかるみ、泥に埋もれた車をずぶ濡れになりながら、ひたすら押し続けた。

やっとのことでたどり着いた村には、電気も水道もない。掘っ立て小屋の中で、したたる汗をぬぐい、ハエをうちわで追いながら、ひたすら診察や手術をこなさねばならなかった。

やけどの患者の苦悩

患者の症状はさまざまだった。

ある日、やけどの後遺症から手が脱臼した子どもがやってきた。しかし、十分な麻酔の道具も設備もなかったので、私は治療を断った。

口唇裂《こうしんれつ》の子どもが親に付き添われて手術を受けに来たこともあったが、同じ理由で断るしかなかった。

西洋医学を学んだ私には、麻酔も十分になく、不潔きわまりない家屋の一角で手術をすることなどできなかったのだ。

私は、何人ものミャンマー人スタッフたちに尋ねてみた。

「私は、手術はできないといって彼らを追い返している。今すぐにでなくても、十年先、二十年先でもいいから、いつか彼らは手術を受けることができるのだろうか？」

「生涯できないだろう」とスタッフたちは答えた。
一つはお金の問題。もう一つは医療サービスの問題であった。
私は決断を迫られた。
やるのか、やらないのか。
やらなければ、彼らは一生そのままである。
私は、やむにやまれず手術をすることを決心した。

ミャンマーではやけどを負った人が目立つ。一部の大都市を除くとほとんどの家が農家で、子どもの面倒は子どもがみるため、親が外で働いている間に小さな子どもが黒砂糖を炊く鍋のなかに手足を突っ込んで、大やけどをすることが多いのである。
ところが、やけどをしても医者にかかることができない。そのまま放置され、手と手首、腕と胴体、首と肩などがくっついたままの人がいる。その多くは、人目を避けてひっそりと生きることになる。

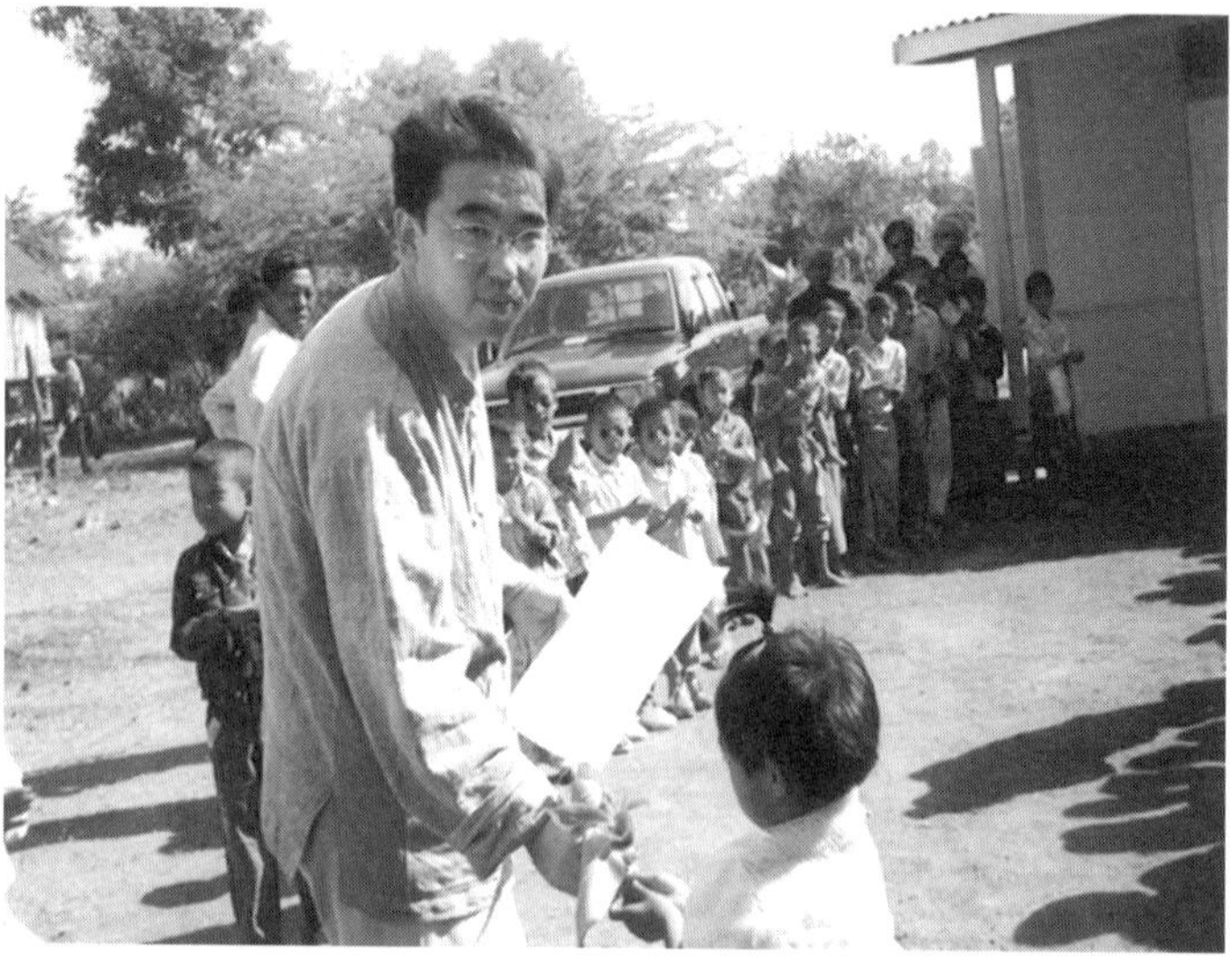

村に診療所を開設。人々が押し寄せた（1996年 7月）

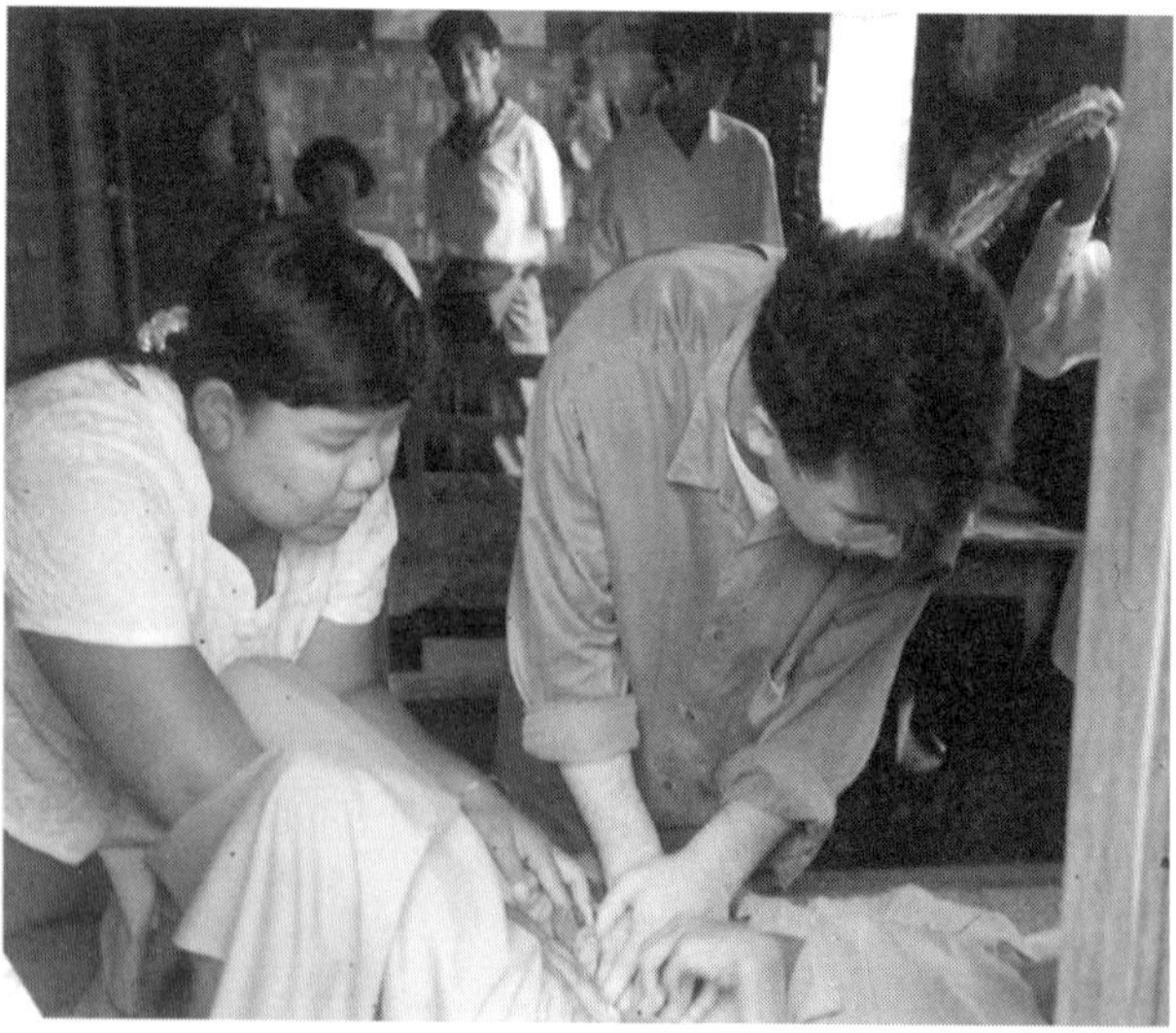

村での診療風景

そんな患者たちが、次々に私のところへやってきた。

やけどの手術には非常に時間がかかる。硬く萎縮《いしゅく》してしまった患者の皮膚をはがすと、最後は皮膚が足りなくなり、体の他の部位から移植しなければならない。やけどのひどいケースでは、手首からわきの下まで皮膚が癒着していて、広範囲の移植が必要になったこともある。

充分な麻酔薬や麻酔設備がないまま、ほとんどの手術を安全で簡単な筋肉内麻酔と局所麻酔の併用で行った。

だが筋肉内麻酔はどんなにもっても一時間が限度である。難しい手術になると時間がかかるため、許される場合は何回かに分けて手術をした。

手術の後半に麻酔が切れかかり、必死になって痛みに耐えていた患者の姿は、今でも私の目に焼きついて離れない。

あふれかえる診療所

そんな無医村から再び悪路をたどって家に帰ると、診療所の門前は患者たちであふれかえっていた。

「日本の医者が来た」という噂が次第に広まり、遠くはヤンゴン周辺や中国と国境を接するシャン州辺りから、二日も三日もかけて患者が訪れるようになっていた。

何とか私のところにたどり着きさえすれば、治療費はかからない。知り合いのところに泊り込んだり、寺や駅に泊まったりしながら、さまざまな人たちが治療を求めてやってきた。

ミャンマーの患者は、私が行う治療を、「吉岡」という一人の医師が行う治療とは考えていなかった。治療はもちろん、あらゆる言動を含めて、「私」という一個人を超えた「日本」「日本人」の行いとして見るのである。

だから私がいい加減な治療をしたり、少しでも傲慢《ごうまん》な態度をとったりすれば、彼らの中の日本人像を悪くすることになる。

もしそうなれば、ここまでミャンマーとの関係を積み重ねてきた先人たちや、これから訪れる後進たちに申し訳が立たない。

そう思うと、私は必死だった。

彼らの前で恥ずかしい言動は慎まなければならない、卑しい心は抑えなければならない。

私にとって、一日一日が修行のような心境だった。

患者は日を追うごとに増え、とうとう朝の五時から夜の十二時まで診療所を開かなければ、治療が終わらなくなっていった。それでも、一人として患者を追い返すことはしなかった。

私の肩には「日本」がのっかっていた。

また、私は私自身の弱さも理解していた。それゆえ一人の患者を断れば、やがて二人断り、三人になりと、だんだん自分のなかの歯止めがきかなくなっていくこともわかっていた。

もしここで私が倒れても、そのときはみんな許してくれるだろう――。

そんなふうに考えるほど、がむしゃらに働き続けた。

「一期一会」の診療

ミャンマーで治療を始めてから、ずっと悩んでいたことがあった。

それは日本人の私が、この国で普通は手に入らないような高価な薬や特別な治療法を持ち込んでもいいのか。現実的には、一人の患者に対してどれくらいの薬やお金を使っていいのか、という問題だった。

ある患者との出会いが、私に答えを与えてくれた。

巡回診療に行った村で、全身の何カ所もに穴が開き、膿《うみ》が噴き出している二十歳くらいの男性が運ばれてきた。人違いでお腹を刺されたという。

他の病院で手術を受けた後、傷口から膿が出始め、しばらく近くの村で伝統医療によって治療していたが、一向によくならないというので私を頼ってきたのだった。

一通り診察した後、私は彼のために約一週間分の薬を残し、村の看護師にこう頼んだ。

「毎週の薬代は私たちも出しますが、長期になる場合は、一人の患者に集中的に使うわけにはいかないので、本人や家族からもできる限り薬代を出してもらうように」

それから三週間ほどして、彼の父親が私のところへやってきた。

「借金までしてここにやってきたが、もうお金がなくなった。息子を連れて村に帰る」と父親は言った。

私は苦悩した。

——このまま彼を見捨てて村へ帰していいのか。

私の力とは一体、何なのか。

そして、ある結論に達した。

私の力とはすなわち、私の医療レベルのことではない。この地で支えてくれて

いるスタッフたちのレベル、ここにある薬やお金、日本で支え続けている人たち、
これらすべてをいうのではないだろうか。
ならば、私の持っているお金や薬を患者のために使うことに、いったい何の迷
いがあるだろうか。
ましてや、この患者に明日はなく、他の治療も受けられない。
「一期一会」。
目の前の患者にすべてを尽くさなければ、医者である私はその存在の意味を失
う――。
私は彼と父親にこう言った。
「これから先はすべて私が引き受けます。私の家に来て入院してください」
それから、彼とその家族の食事も治療費も、すべて私が負担した。
そして数カ月の闘病ののち、彼は帰らぬ人となった。
彼は私に教えてくれた。
医者と患者は過去や未来に縛られることなく、今それだけで円を描くように完

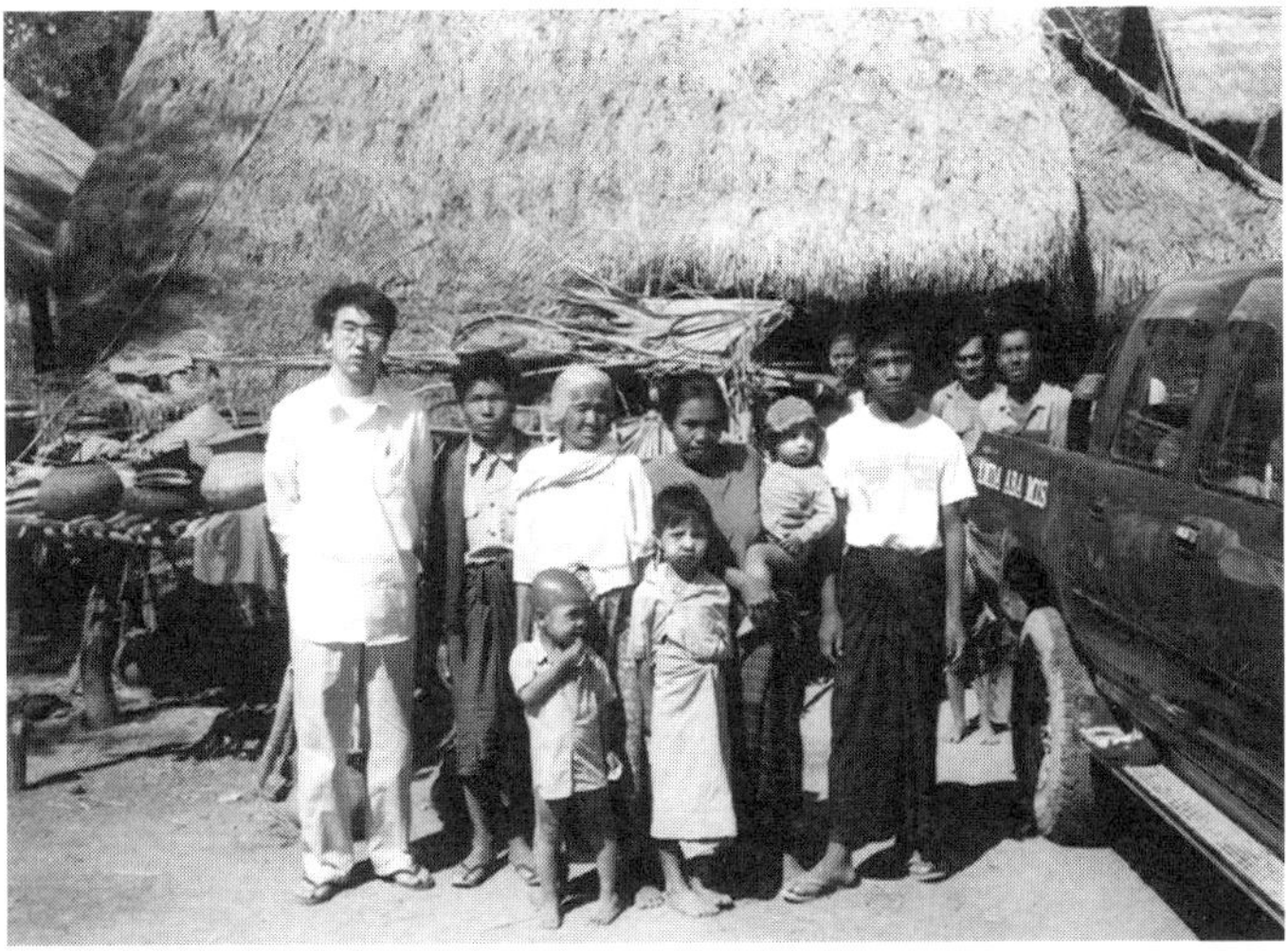

全身から膿のふき出した患者さんの死後、村にその家族を訪ねた。
(1996年)

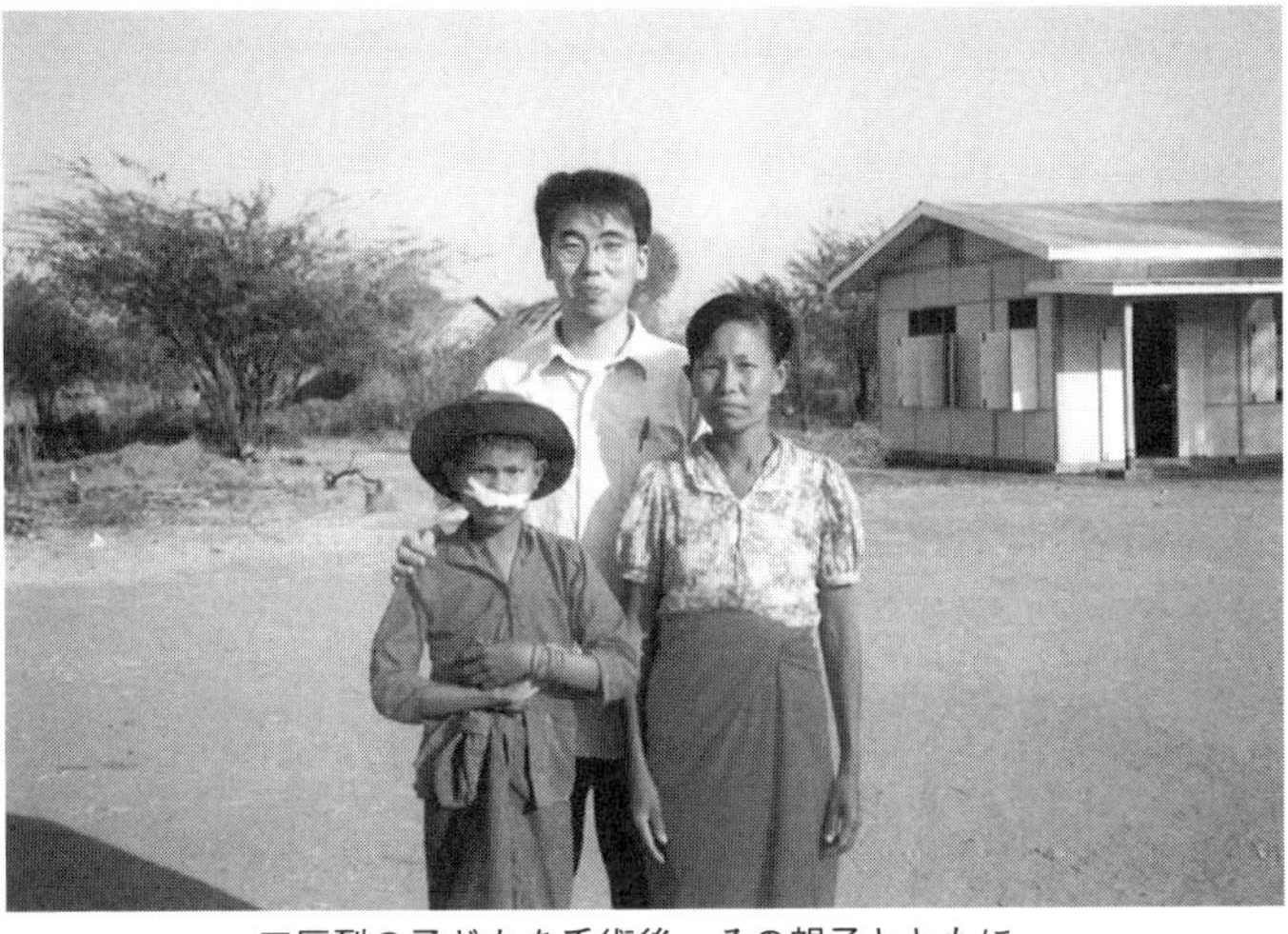

口唇裂の子どもを手術後、その親子とともに

結しなければならないということを。

欧米型援助への違和感

国際医療協力というと、医師が恵まれない境遇の人々のために働くというイメージが一般的だろう。しかし、実はこのような方法は、すでに過去の援助のやり方といえる。

国連や欧米型の人道支援は「限られた資金の中で、より効率的に動くにはどうしたらいいか」という論理に基づく。いずれ死ぬとわかっている子どもへ大量の資金を投入したり、一人の人間を助けるために多額のお金を必要とする治療行為よりも、確実に治る子どもへの治療や、少ない費用で多くの人命を救う予防活動へと、支援をシフトしようと考えている。

私も当初、彼らの合理的な考えと接するうちに、「そうかもしれないな」と考えていた。しかし、何ともしっくりこない違和感が残った。

効率だけで、生きるか死ぬかということだけで、人の「生」というものを判断していいのか。

死ぬとわかっているから何もしない。あるいは目の前に病人がいるのに、目をつぶって予防活動だけをするというのは本当に正しいことなのだろうか。

目の前に病に倒れている人たちがいる。

もう明日はないかもしれない。

そして、それを治せるかもしれない自分がいる。

それなのに効率を優先し、将来のまだ見ぬ人たちのことを考えるべきなのか。

何年も先にしか成果が出ないことが、ほんとうに今やるべきことのすべてなのか――。

私の導いた答えは、「否」だった。

「和」と「心」の医療支援

それから私は治療に迷いを抱くことはなくなった。

たとえ誰かに非難されようとも、誰からも評価されなくても構わない。これは日本の先人たちが、その深い思索や経験の果てに残してくれた「道理」に通じているという確信があったからだ。

私はたった一人であり、短い人生経験しかない。しかし、私の後ろには、この国の先人たちの気の遠くなるような長い人生と経験の蓄積があり、それが私を支えているのだと感じていた。


一つひとつの国、あるいは地域には、それぞれに固有の文化や伝統が存在する。それは常に他と交流し、循環し、全体として一つの調和に達している。

いわば「和」の状態。

私たち日本人は、目の前で困っている人がいたら救ってあげようとする。強い

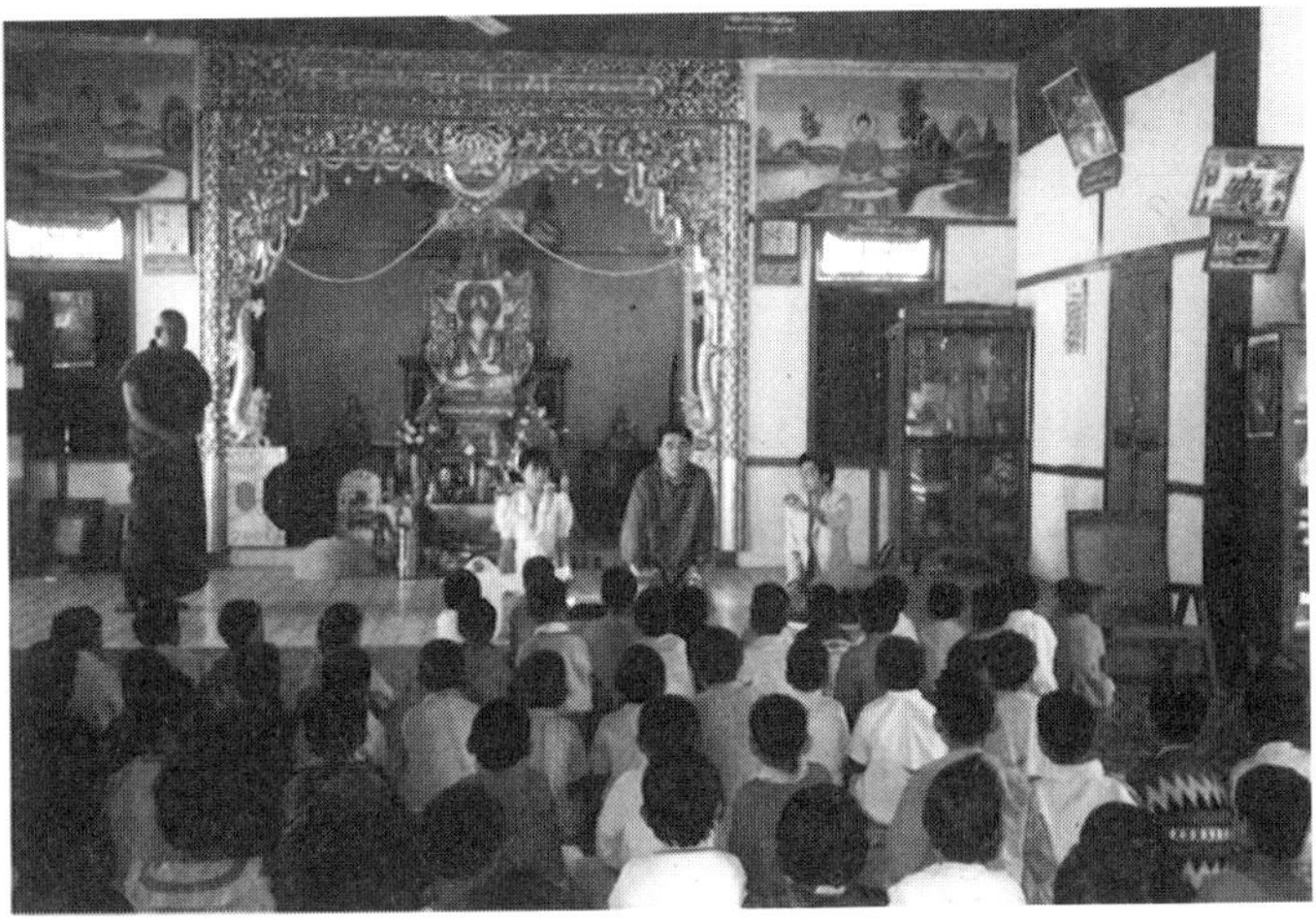

寺小屋で水の衛生教育について指導（1996年）

者は強い者なりに、弱い者は弱い者なりに、立場や境遇に関係なくそれを美徳と考えている。

しかし、欧米流は満たされた者、強い者が義務として弱い者や満たされない者を救ってあげるという発想に立つ。そこに彼らの美徳もある。だから現地の生活に合わせることなく、近代的な医療施設を持ち込むなど、突然〝上からの支援〟をしてくることも多い。

私はミャンマーでの活動を通して、そんな欧米的な価値観とは違った国際医療のあり方を世界に示さなければいけないと思った。

難病の人やエイズの子どもたちにも残された人生があるように、遺《のこ》された数年、数カ月の〝ライフ〟を、「命」ではなく「人生」という言葉に置き換えたい。

物理的な「命」そのものを救うというよりも、「心」や「人生」を救う医療。

それを行うには、必ずしも医師や看護師の免許が必要ではない。

むしろ医療資格者で囲い込んできた医療の世界を開放し、志をもった誰もがかかわることのできるよう医療組織を生まれ変わらせることが必要だと思い至った。

自らの人生の質をあげる

私は医者として、自分がいたから命が助かったといえる患者は、今でも年間に数人しかいないと思っている。

むしろ私の仕事は、「命を助ける」というより、その人の「人生の質を変える」ことにある。

手術する前と後とで、その人の人生は大きく変わるはずだ。

死にかけていた人が、ふたたび人生を生きていく。障害や奇形で苦しむ人たちが、手術でその苦しみから解放される。そこから新しい人生が始まるのだ。

私は、彼らの新しい人生の質を少しでも良くしてもらうために自分を捧げているのだ。

だが、そうはいっても他人のためばかりを思っていては長続きなどしない。自己犠牲とは、そんなに簡単にできることではない。私はかつての経験から、生半可な決意や気持ちではできないことを悟っていた。

ならば凡人の私たちはどうすればいいのか。

私たちには真の奉仕などできないのだろうか。

一つだけその可能性を見出すことができた。

自分の人生も他人の人生も、同時に豊かにしようとすればいい。

私の人生を一生懸命に豊かにしようと生きてみる。しかし気がつけば、自然と他人の人生も豊かになっている。そんな生き方があると思うのだ。

また、私が豊かになれば、私の家族が豊かになり、周囲の人たちも豊かになる。どんどんその輪は広がっていく。

「日本にも無医村はあるのに、なぜわざわざミャンマーにまで行くのか」と聞かれることがある。

私は次のように答えている。

「日本の離島や僻地《へきち》で働いて、私の人生の質が一番上がるのであれば、私は迷わずそこで働きます。でも私にとって、私の人生をもっとも豊かにする、その場所は日本ではなく、海外でした」

ミャンマーでは、私が自分の人生の質を上げようとして一生懸命に生きていくと、その過程で多くの人たちが幸せになっていくのがわかる。

私の幸せと患者たちの幸せがつながっている。

だからここでは「他人を幸せにしよう」と無理をする必要がないのだ。

他人のためにという意識が強いと、やがて疲れてしまうもの。でも、自分のための人生であれば疲れはしない。

生きてこの活動をしている限り、人を幸せにし続けることができると私は確信している。

だから長く続けていくことができるのだ。

変わり始めた現地スタッフ

私のメッティーラでの活動を通して、ミャンマー人スタッフの間にも変化が起こり始めた。

はじめ彼らは互いに反目し合い、よく仕事をサボったりしていた。彼らはそれまで社会主義体制の下、日々自分や家族のことだけを考えて生きていたはずだった。

ところが私と働くうちに、患者たちから頼りにされたり、周りの人から信頼されるようになっていった。そうした患者との関係が、彼らに変化を生じさせたのだ。

ある時期から、彼らは「人のために働くこと」「人のために生きること」に喜びを感じ始めたのである。

その意識の変化が次第に、勤務態度や人間関係の改善となって表れ始めた。ともすれば仕事をさぼりがちだったスタッフが、私と同じように朝五時に出勤し、夜十二時まで黙々と働くようになっていった。しかも休みなく、毎日。

そんな彼らに、私はこう語りかけた。

「もし患者が私にしかお礼の言葉をかけなくても、決して動揺しないでほしい。患者が私に示すのと同じだけの感謝を、私はあなたがたに示しているのだから。感謝の心は円を描いて循環しているのだから」

ある日のこと、村へ行く悪路を走りながら運転手がこう言ったことがある。

「私はこれからも先生といろいろな国へ行って、人を治す手伝いがしたい」

私は驚いた。

ミャンマーは彼が生まれる以前からすでに外国との関係を閉ざしており、彼にとって〈世界〉とは、この貧しい社会主義の国だけを指すはずであった。

そこで育った彼がこのような言葉を発することが、どれほど大きな価値をもつことか。

この医療プロジェクトで大きく変わったのは、私より彼らのほうだったのかもしれない。

「ジャパンハート」の船出

こうした貴重な経験を経て、私はミャンマーでの二年間のプロジェクトを終えた。

しかし、私は多くの子どもたちの命を救うことができなかった。

腹がパンパンに膨《ふく》れ上がり、鼻から胃の中へチューブを入れられて亡くなっていった子どもたち……。彼らを救う技術と勇気があればと、何度も思った。

私は、こうした子どもたちを救うことができるように、日本へ帰ってから小児外科を学ぼうと決めた。

その後六年間、日本の病院で新たに小児外科医療に携わりながら、私は常に理想の国際医療協力を頭に描いていた。

そして再びミャンマーに向かい、数カ月が過ぎたころ、私の気持ちは既存の枠にはとうてい収まりきらないほどに膨らんでいた。

自らの手で、世界的な医療組織をつくろう。

日本の将来を担う、若い人たちとともに。

私は、国際看護研修、国際医師研修で受け入れていた新人医師と看護師を呼び入れた。

私を含めた日本人六人と、現地スタッフ数人での船出となった。

組織の名称は、またもや天から降ってきた。

「ジャパンハート」

「和の心」を世界に示すため、私たちはミャンマー第二の都市マンダレー近郊の小村に赴いた。ワッチェである。

第3章

成長のとき

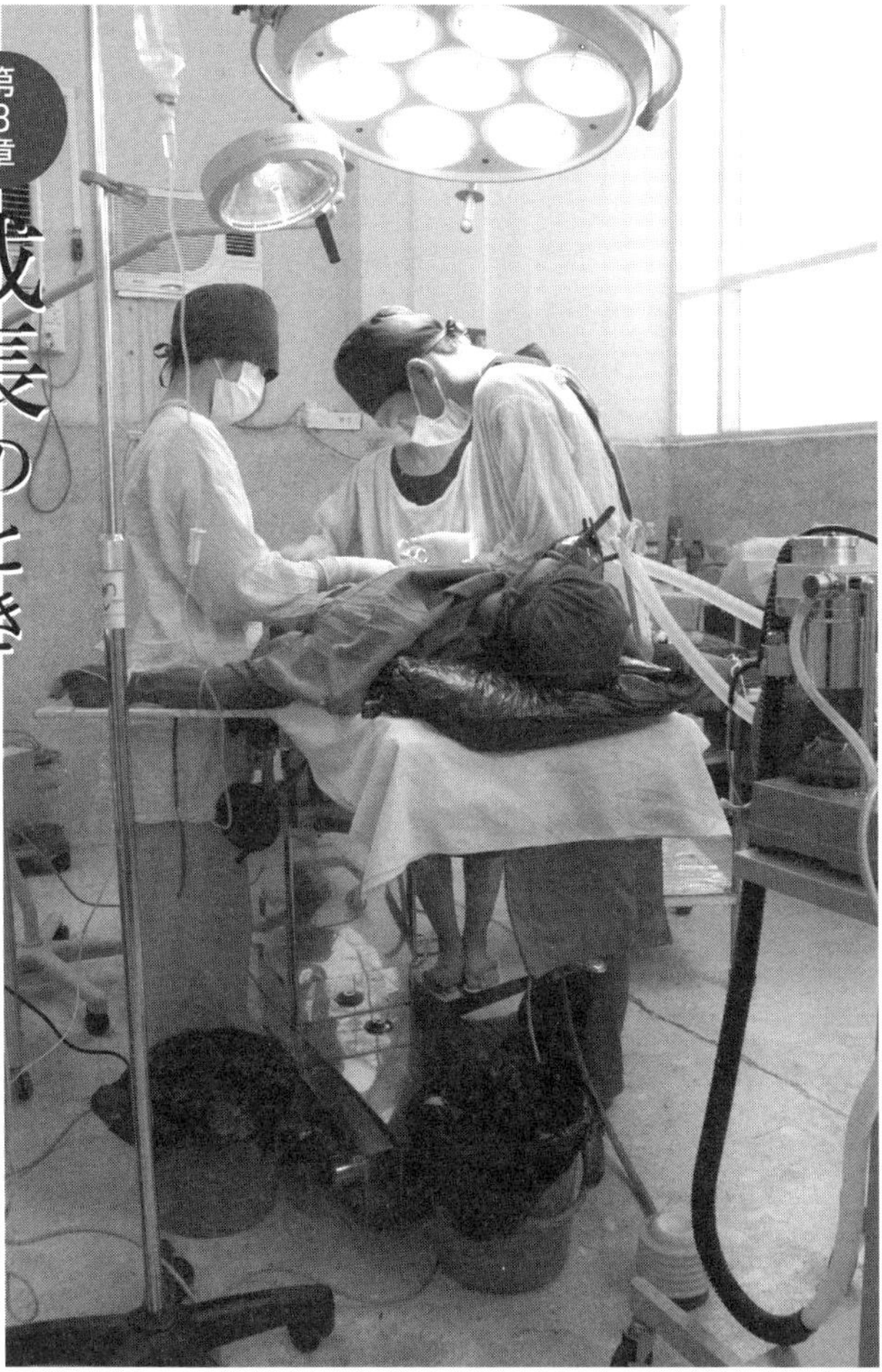

メッティーラからワッチェへ

「ジャパンハート」の誕生とともに、私たちは活動の拠点をメッティーラから一五〇キロ東、サガイン管区のワッチェに移した。

サガイン・ワッチェはミャンマーを南北に流れる大河・イラワジ川に面する小さな村である。周囲の小高い丘に大小さまざまな仏塔が立ち並び、太陽の光を浴びて黄金色に輝く光景は美しく、壮観である。

ある寺院が所有する病院の一画で、二〇〇四年五月、「ジャパンハート」は本格的な医療活動を開始した。

ワッチェは農業以外に産業もなく、決して豊かな村ではない。しかし食べることには困らず、村人たちはそれなりに幸せそうに暮らしていた。

ここを訪れる日本の多くのお年寄りたちがいうように、ちょうどこの辺りは、日本の昭和の初めごろのような雰囲気がある土地という。

メッティーラでの私の活動をベースに、新たな活動場所についてはいくつかの場所を検討していた。寺院に属する病院というだけでも複数の候補があった。

その中でワッチェは一番ひなびて閑散としていた。大きな施設の割には患者はほとんどいなかった。

それがこの病院と村を選んだ理由だった。

あまりに大きな、立派な病院では、部外者である私たちのやれることは制限される可能性があった。私たちは、どうしても貧しい人たちに医療を届けたいと考えていたのだ。

大きな病院は多くの人員と設備を備えるため、保険制度のないこの国では治療費がどうしても高くなってしまう。本当に貧しい人たちは、大きな病院では治療を受けることができないのである。

小さな病院なら、設備は限られるものの比較的安価な値段で治療や手術もでき、貧しい人たちにも医療を提供できるのではないか、と考えた。

そんな見通しが甘いものであったことは、のちに痛いほど思い知らさることに

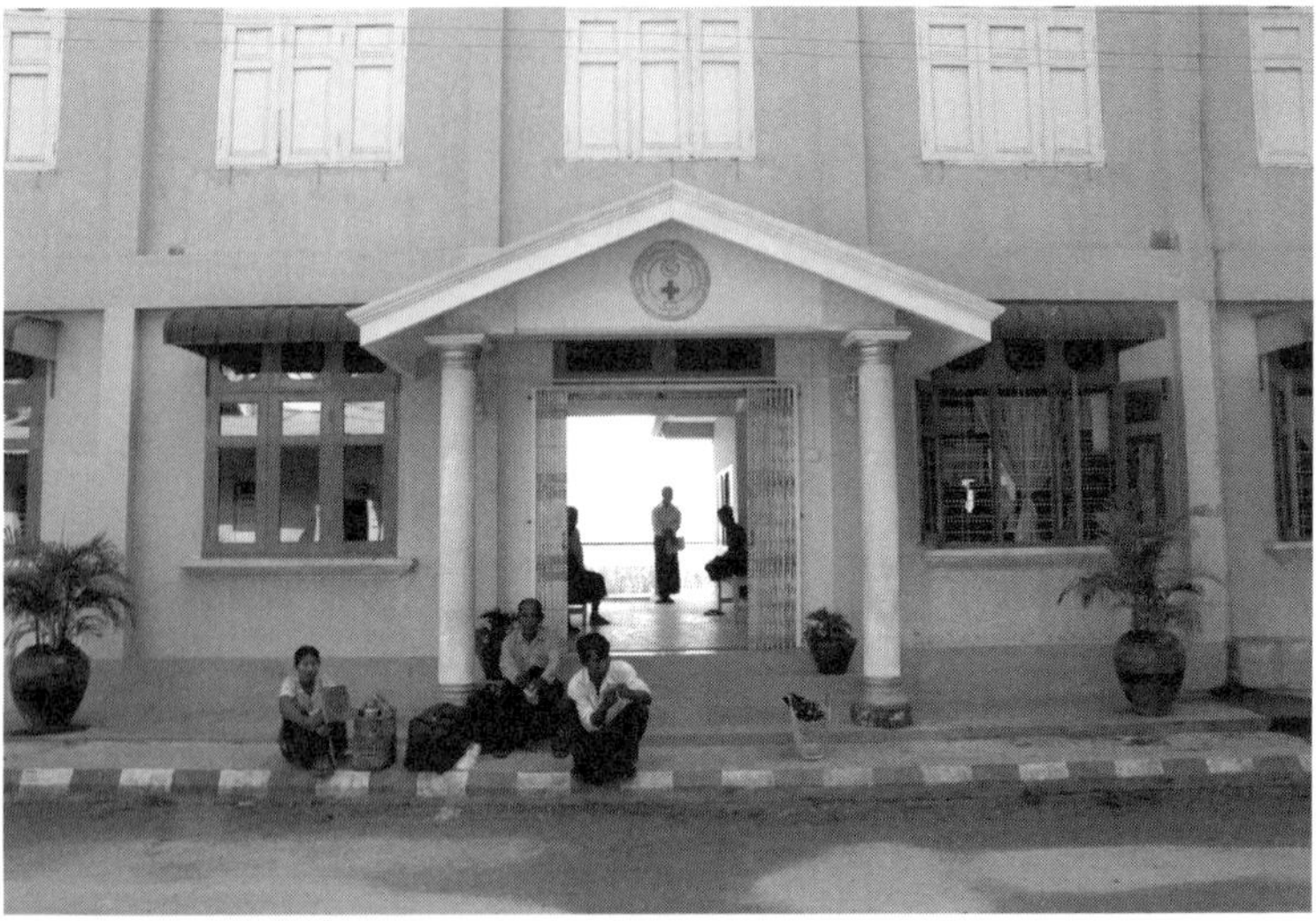

ワッチェ慈善病院の入口

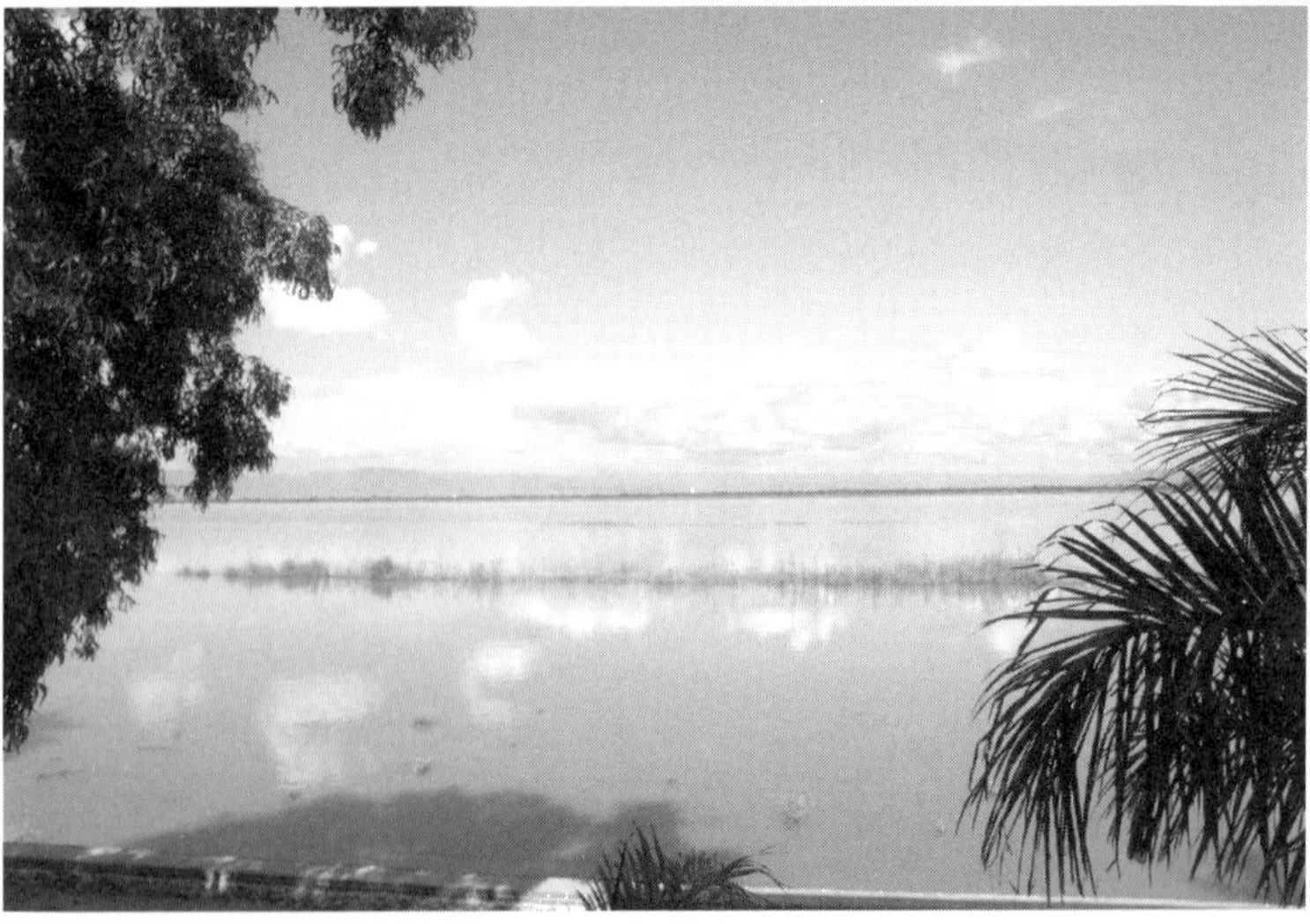

病院からはイラワジ川が見渡せる

なったけれど。

当時の私たちは意気揚々として、自ら選んだ「ワッチェ慈善病院」の門をくぐった。

それは寺の僧侶が貧しい人たちのために始めた村で唯一の医療機関。病棟は建て増しを重ねた地下一階、地上三階建てのコンクリート造。ただ、病院としての態勢や設備は、私たちの目から見れば必要最低限にも満たない粗末なものだった。

患者はほとんどおらず、病院はいつも閑散としていて、医者も看護師たちも暇そうにしていた。

それは当たり前の話で、このような辺鄙《へんぴ》で交通も不便な場所にある病院になど来なくとも、ここより設備のましな病院が、近くにある程度は存在していたからである。

現地のレベルに合わせる

ここで私たちは、外科の診療や手術を任されることになった。といっても、外科のすべてではない。週末には近隣の大都市マンダレーの大学病院から外科医たちが日帰りで診察や治療にやってきていた。仏教徒である彼ら外科医も、僧侶が造った慈善病院を支援することが功徳を積むことなのだと認識しているのであった。

病院には、院長はじめ現地の医者三名や看護師が十名以上が働いていた。窓口は一つで、患者は受付のときに、もともとの病院の診察を受けるか、私たち「ジャパンハート」に診《み》てもらうかを選択する。支払いも一緒である。

まず、初めに患者たちは診察費として現地のお金で500チャット（日本円で約50円）を払いカルテを購入する。薬代や検査費はそのつど加算されていく仕組みになっている。そのため、なるべく無駄な検査や薬の処方を慎まなければならない。

ミャンマー人たちは、たとえ田舎の人たちでも自国の医療が外国に比べて遅れていることをよく認識している。

特に日本や欧米の医療は進んでいることが知られており、彼らの期待も大きいのである。

ここでは日本の医者の高度な治療が受けられると考えているわけだから、患者たちはミャンマー人の医者たちではなく、自然と私たちのほうに流れてきた。

そのため、もともといるミャンマー人の医者の仕事がなくなっていった。

ミャンマー人の医者は、この国の教育の中で最も優秀な人たちである。高校卒業時に行われる全国試験で、最も優秀な人たちから順に医学部に入学を許可される。幼いころからいつも周囲に期待され、尊敬されてきた人たちなのである。

ところが先進国から医者がやってきたとなると状況は一変する。

敬意や尊敬が薄れ、患者に期待されなくなってしまう。

プライドを傷つけられ、徐々に不満が募り、彼らは矛先《ほこさき》を私たちに向け、嫌がらせや妨害行為に走る。多勢に無勢、最終的に私たちは撤退を余儀なくされることにもなりかねない。

一週間や一カ月程度なら彼らも問題にはしないだろう。しかし、私たちはここで可能な限り長く医療活動を続けていくため、バランスや状況を見ながら医療を行う必要に迫られた。

設備についても同じことがいえる。

日本と同じような医療機材を入れて、手術室も日本流に改造して使い始めたら、ミャンマーの医者たちが面白いはずはない。アメリカ人ならば、気遣いなどせず大金を投入し、いきなり高度で突出した医療施設を造ったかもしれない。しかし、私はそうはしなかった。

たとえいい資機材を持ち込む力があっても、そこは慎重にすべきだと長年の経験から考えていた。

あくまでも「この国のレベルに合わせる」という意識が必要なのだと思った。医療は、決してその社会を離れては存在しえないのだから。

緊急救援や短期の医療援助と、私たちの行っている長期的医療援助では、表面的には同じ医療でも、そのコンセプトとあり方はまったく違うのである。

劣悪な手術環境のなかで

そうはいっても、手術環境の劣悪さには日々頭を痛めていた。

ミャンマーは電力事情が極端に悪く、停電は日常茶飯事。ヤンゴンやマンダレーなどの都市部でさえ一日に何度も停電があり、ワッチェのような田舎では電気がくるのが一日五、六時間しかない、というのが日常である。

肝心なときに電気が途絶えるという目に何度もあった。

スタッフたちが照らす懐中電灯の明かりを集めて行われる手術。発電機が動き出すまでの十分間、手術中に停電があっても何とか医者や看護師が総がかりで出血中の患部を手で押さえて止血しながら、じっと待ち続ける。

水道は病院の前を流れるエーヤワディー川の水がそのまま汲み上げられる。だから若干、水が茶色みがかっているが、それでもないよりましだ。その水で

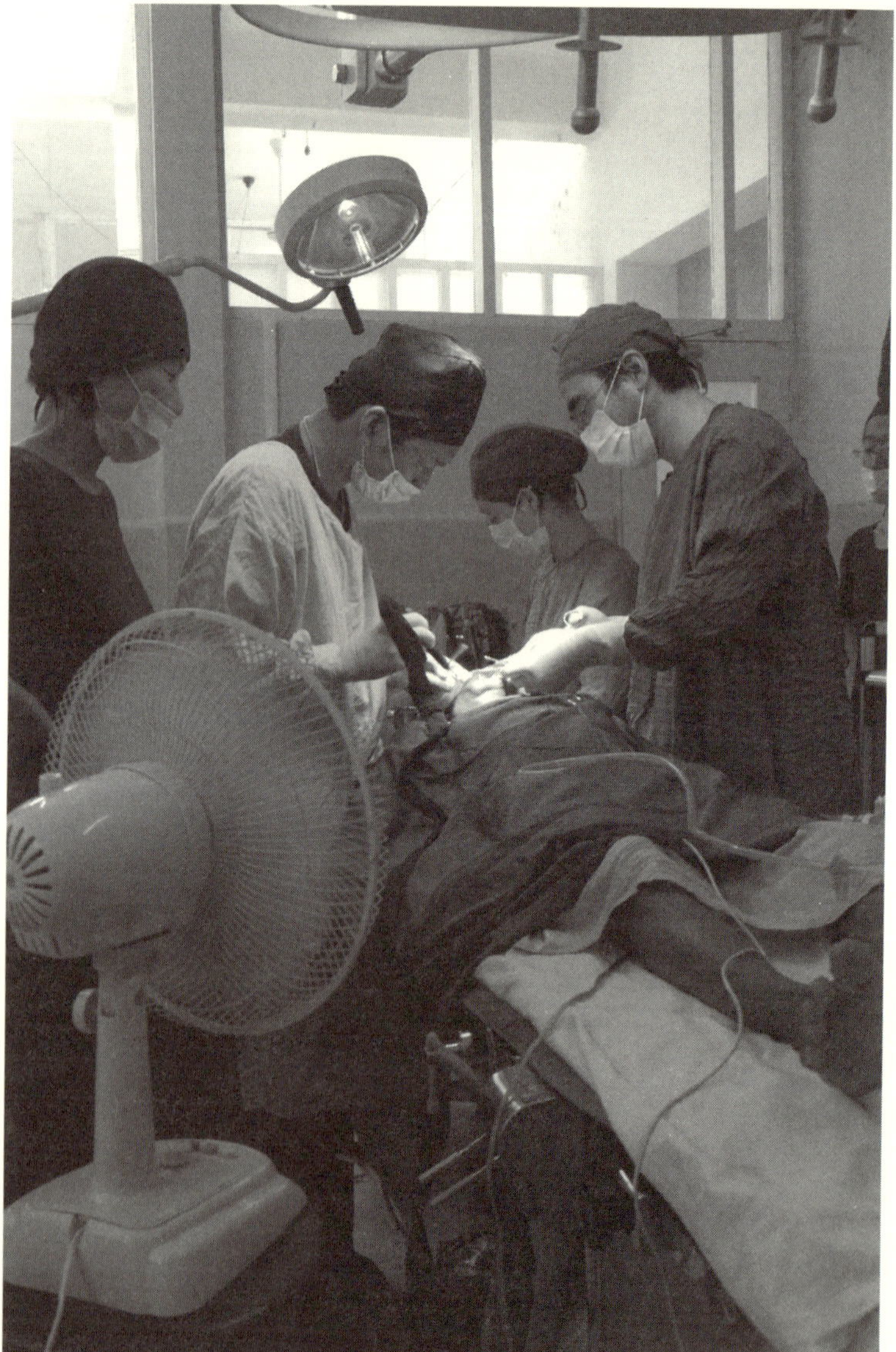

器具を洗い、手を洗う。

そのため滅菌は大きな問題となった。

病院にもともとあった滅菌器で消毒をしていたころ、手術後の感染率は50％を超えていた。原因を突き止めていくとその滅菌器に行き着き、使用をやめて単純に湯を沸かして煮沸したり、新しく小型の滅菌器を導入したりした。とたんに感染がほとんどなくなった。

なけなしの寄付金で新しい滅菌器を買う。しかし電気の変圧が激しくこれも何度も故障し、再び湯沸かしの滅菌に逆戻り。いつもその繰り返しである。

ミャンマーでは一度機械が壊れると、日本のように素早く修理などしてもらえない。ひどい時は一年以上かかって、ようやく機器が戻ってくるのである。

ここでは時間の感覚すら変えていかなければならなかった。

大きな金は無駄を生む

西洋医学を学んだ者として、こんな劣悪な環境で手術をするわけにはいかないという思いがいつもある。

しかし、人を相手にする臨床医療というのは、救いを求めている患者を目の前にすれば手術せざるを得ないのが現状である。

こういう環境に立たされ続けると、いつしか「ないものねだりはしない」習慣が身についてしまった。

大きな医療NGOなどは、支援国の政府をはじめ大型の資金提供をさまざまな形で受けている。

私からすると、これは「麻薬」のようなものである。

安直に五千万円の提供を受けたら、組織の人員を増員し、プロジェクトの内容や規模を身の丈以上に拡大し、無理をして活動を行うことになる。

人は雇うのは簡単でも辞めてもらうことは簡単にはできない。そのため、その後に続けて大型の資金提供がない場合、その組織自体が人件費がかさみ、つぶれてしまうことになる。

一度大きく膨らんだ予算を組んでしまえば、その後は何としてでも大きな予算を取ってこなくてはならなくなるのだ。

このような状況に陥ると、「どのようなプロジェクトをするべきなのか」という内容本位ではなく、「どのようなプロジェクトをすればお金がたくさん取れるのか」という、お金に群がる組織へと堕落してゆくことになる。いつしか自分たちの活動の意味すら見失ってしまうのである。

だから「お金があってもなくてもできる活動」というベースを作り、必要なときに必要なものを少しずつ増やしていくというのが私の理想である。

お金で譲れないラインが必要なのだ。

そのときに大切なのは、人のお金ばかりを当てにしないこと。そして、多くのNGOがそうであるように、どんぶり勘定で活動を行わないことが大切だと考えている。

どんぶり勘定で、頭の中だけで描いた構想から、無駄ばかりになったプロジェクトを私は多くの国際協力の現場で見てきた。だから「ジャパンハート」は、ちょっと高価な機材ですらコツコツとそろえていくのである。

医療はまた、経済抜きでは発展しない。

もっと具体的にいうと、私の考えでは「医療というものは経済によって発展する」ということである。

村の経済レベルを上げれば、衛生レベルも一気に上がる。経済そのものを持ち上げないまま、NGOなどがいくら衛生教育をやっても、彼らが引き揚げて半年か一年もすれば衛生レベルはまた元に戻ってしまうだろう。

経済が発展しなければ、医療は流通しない。お金の集まるところに人が集まり、人の集まるところにお金が集まる。そしてそこに物や情報が集まる。

それこそが医療発展の源泉となる。

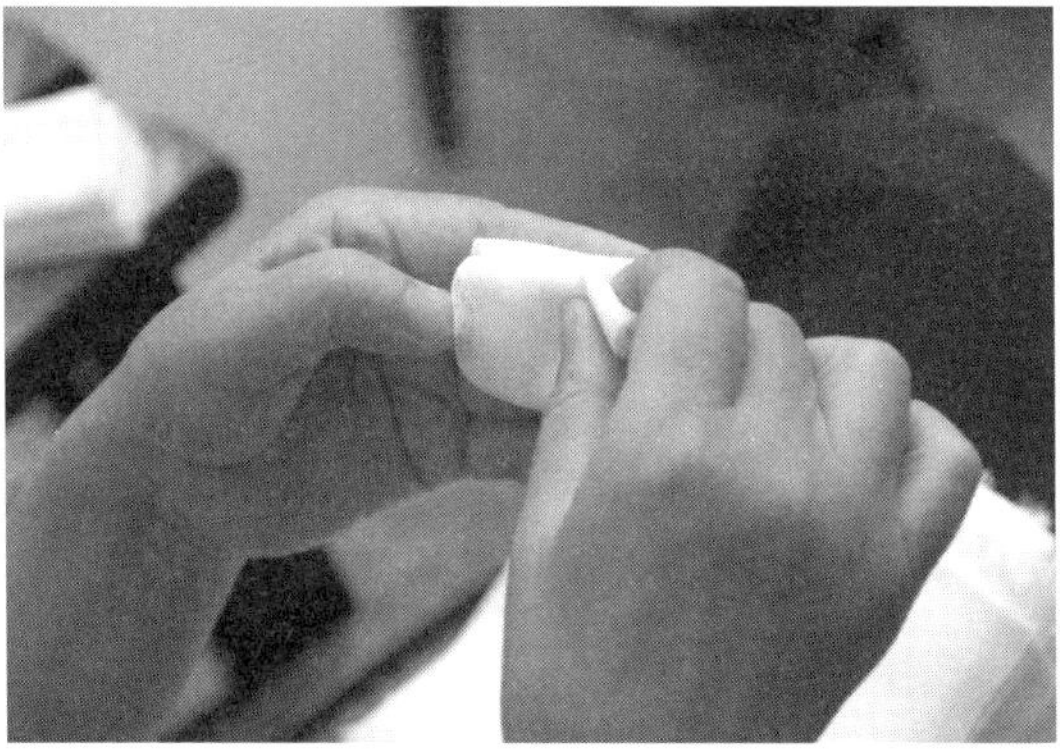
ガーゼ1枚1枚をスタッフが折り畳む

看護師たちの節約術

「現地に薬はあるのか」とよく聞かれることがある。

質の問題はともかくとして、抗生物質などの薬はたいがい手に入る。

最も安いのは中国製だが、品質に問題が多いといわれている。次に安いのはインド製。しかし品質にばらつきがある。その他、パキスタン製、タイ製、ヨーロッパ製、そして日本製の薬もマーケットで手に入る。どれも日本に比べてかなり安い値段である。

問題は注射針や手術用の糸や針など。安価で品質の良いものは入手しにくいのだが、注射針などは使い回すわけにもいかない。

大量に使うガーゼは、その用途に合わせ、現地で手に入るが品質の悪いもの、持ち込んだ通常日本で使っているもの、日本の医療用シーツの切れ端をメーカーから直接取り寄せたものなどを、看護師やスタッフたちが一枚一枚、折り畳んで使っている。

ちなみにベッドは五十床ほどを「ジャパンハート」で確保している。ただし、これはもともとの病院の所有なのでベッド代は有料。一日五十円ほどが病院側に支払われる。だから、長期の入院は患者にとって大きな負担になってしまう。

ミャンマーでは通常、病院で食事は出さない。そこで患者や家族は自炊することになる。

ご飯どきになると、病院の裏庭で煙がむくむくと立ち上がりはじめる。ベランダでは、付き添いの家族を含めて何人もがおしゃべりをしながら、座り込んで食事をしている。

食事どきこそ、ミャンマー人にとって最高の至福の時間。彼らの食に対する欲求は、日本人の比ではない。

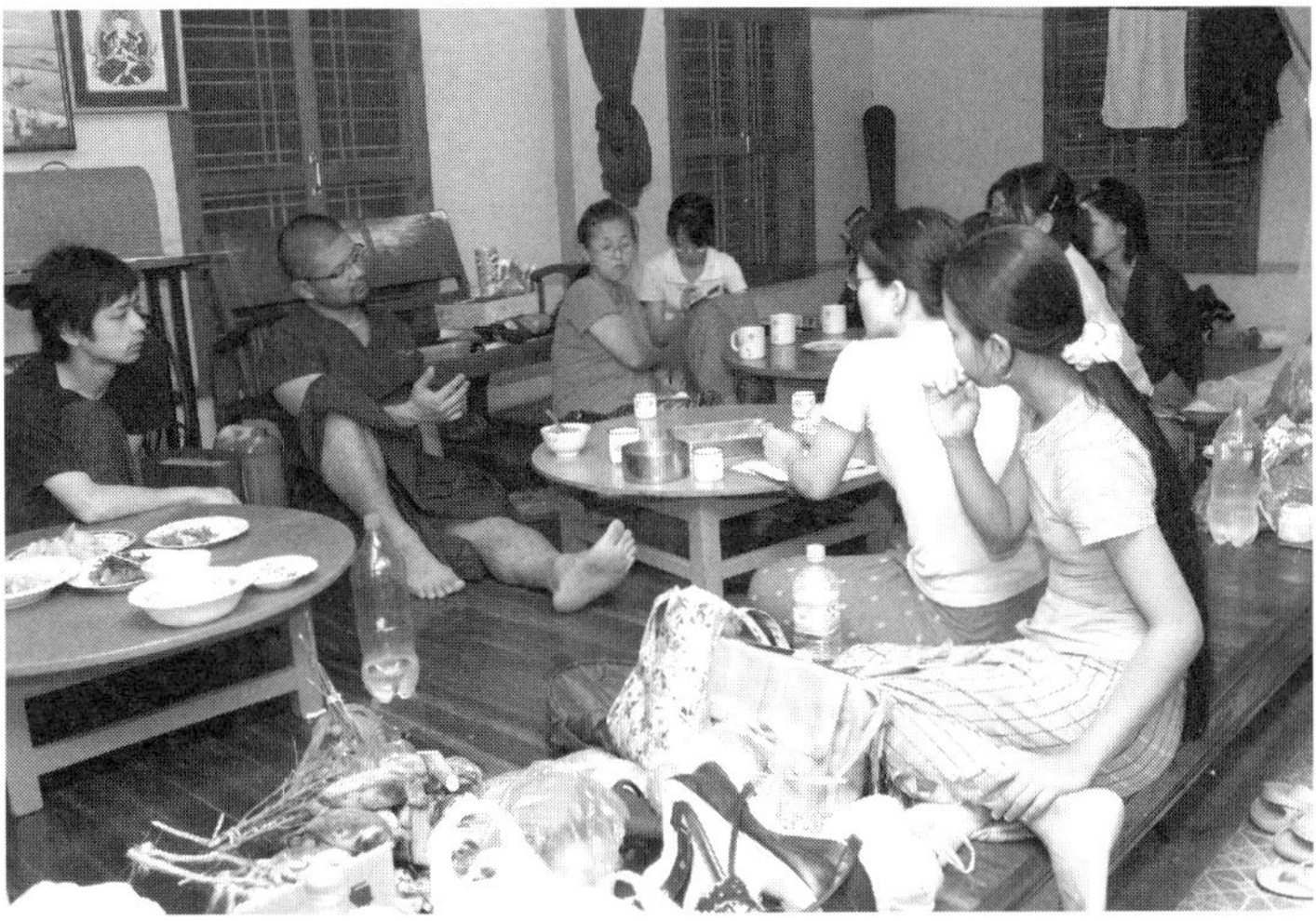

スタッフは寺の境内にある宿舎で共同生活。自炊はもちろん、
日常生活のすべてを自ら行う

ただ、私はいまだにミャンマーの食事が体に合わない。ぎとぎとに油っこくて、麺類以外はどうしてもダメ。

「ジャパンハート」のスタッフは、病院から歩いて五分ほど離れた寺の境内にある宿舎で共同生活をしている。食事は看護師やミャンマー人スタッフたちが当番制で自炊をしている。

食材は村で新鮮な野菜を調達してくるが、調味料などは日本から持ち込んだものも少なくない。ここでは通常、肉類は手に入りにくく、動物性タンパク質はせいぜい卵くらいである。

体が資本の私たち医療者は、健康管

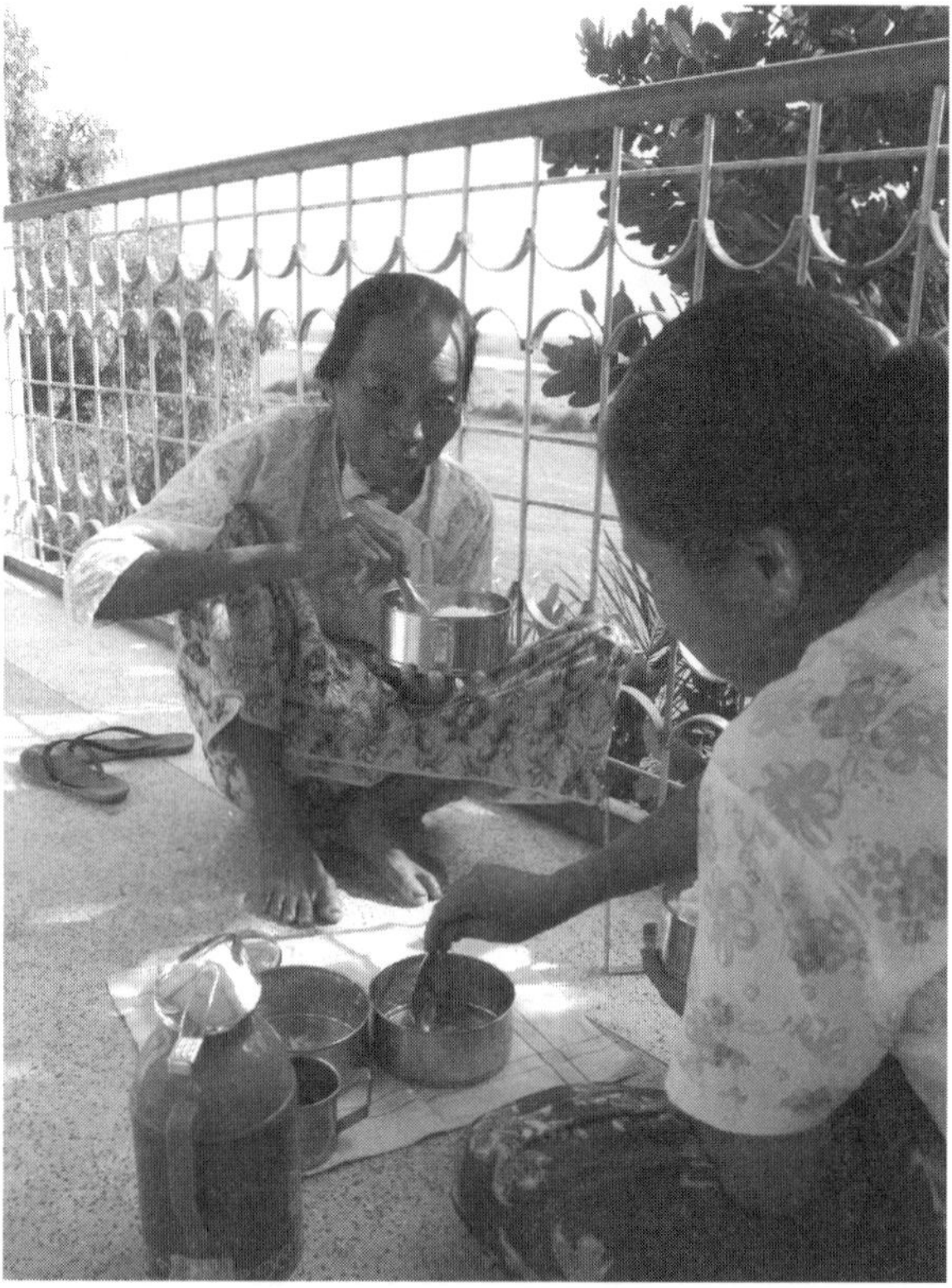

患者さんやその家族は病院で自炊する。彼らの食欲は旺盛だ

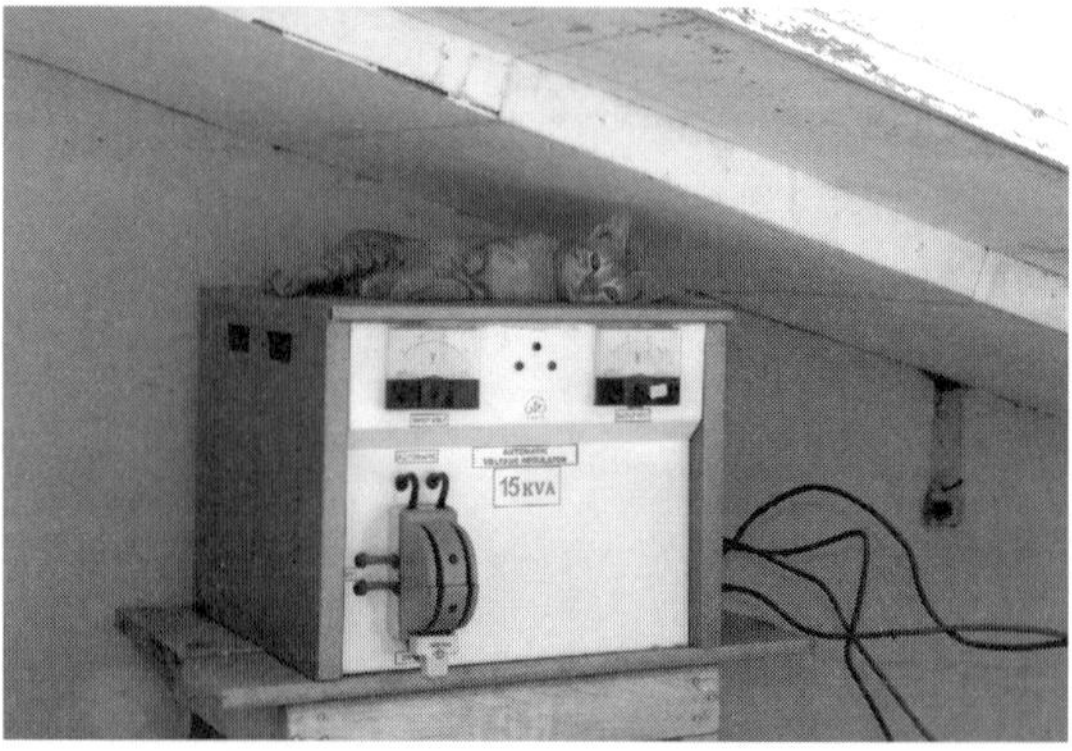

電圧調整器のうえで猫が昼寝

理のためにも、食事はなるべく自分たちで、安全を確保しながら作らねばならないと考えている。

「侍」のようなミャンマー人

こうして活動の態勢を整えることができたのは、私たち日本人以上に、優秀な現地人スタッフの尽力があったからだ。なかでも、メッティーラ時代から加わっているティンゾーさんというスタッフの存在は欠かせなかった。

小柄で、ミャンマーでは珍しいほど身だしなみをきちんと整えた彼は、外見だけでなくその内面も私たちと同じようなものを持っている。

父親は戦時中ビルマに進駐した日本軍の憲兵の通訳をしていて、その経験からメッティーラに来たばかりの私の通訳を引き受けてくれたのだが、途中から息子であるティンゾーさんが仕事を引き継ぎ、家族とも離れてワッチェに住み込みで働き続けてくれている。

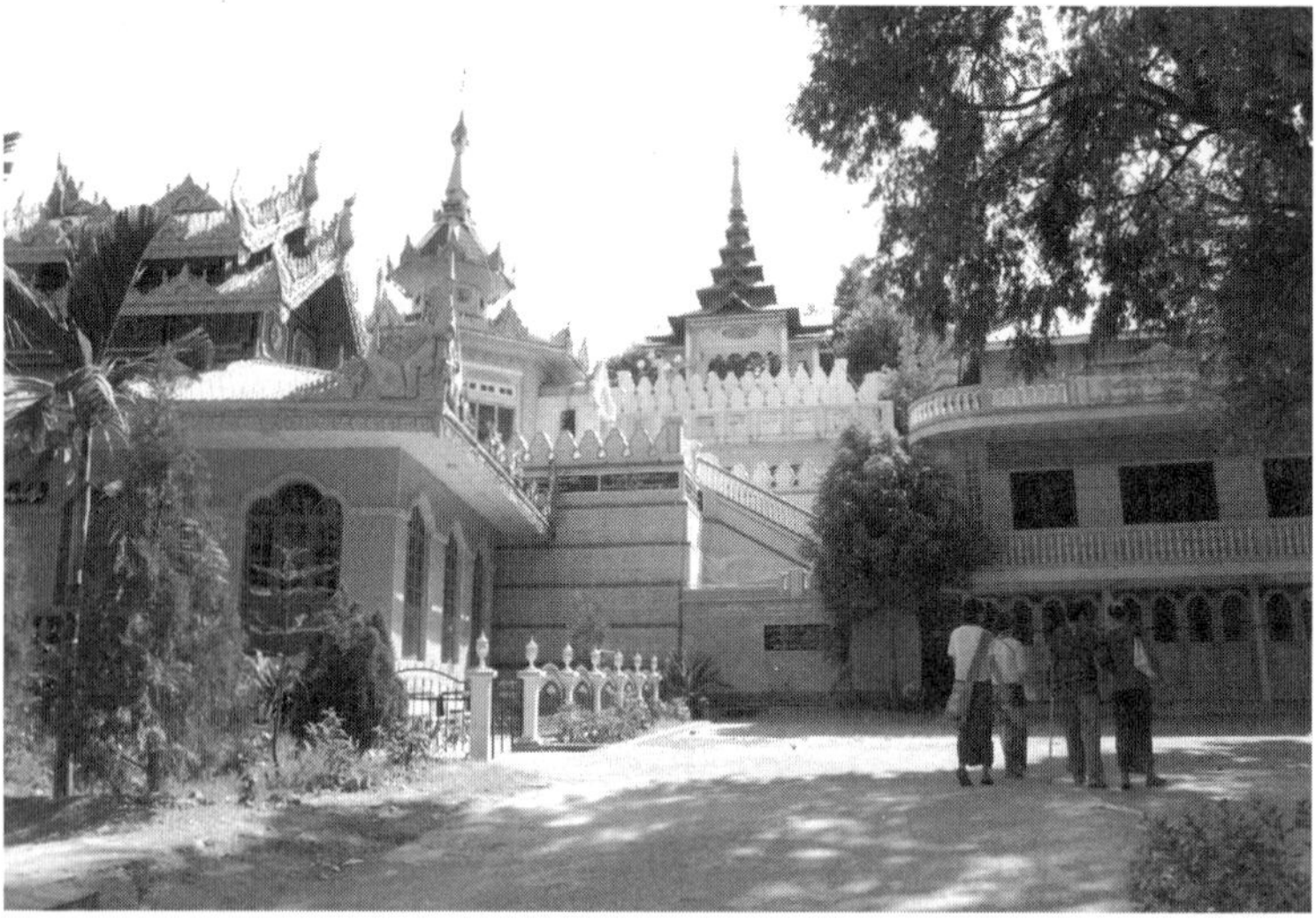

宿舎のある寺院境内

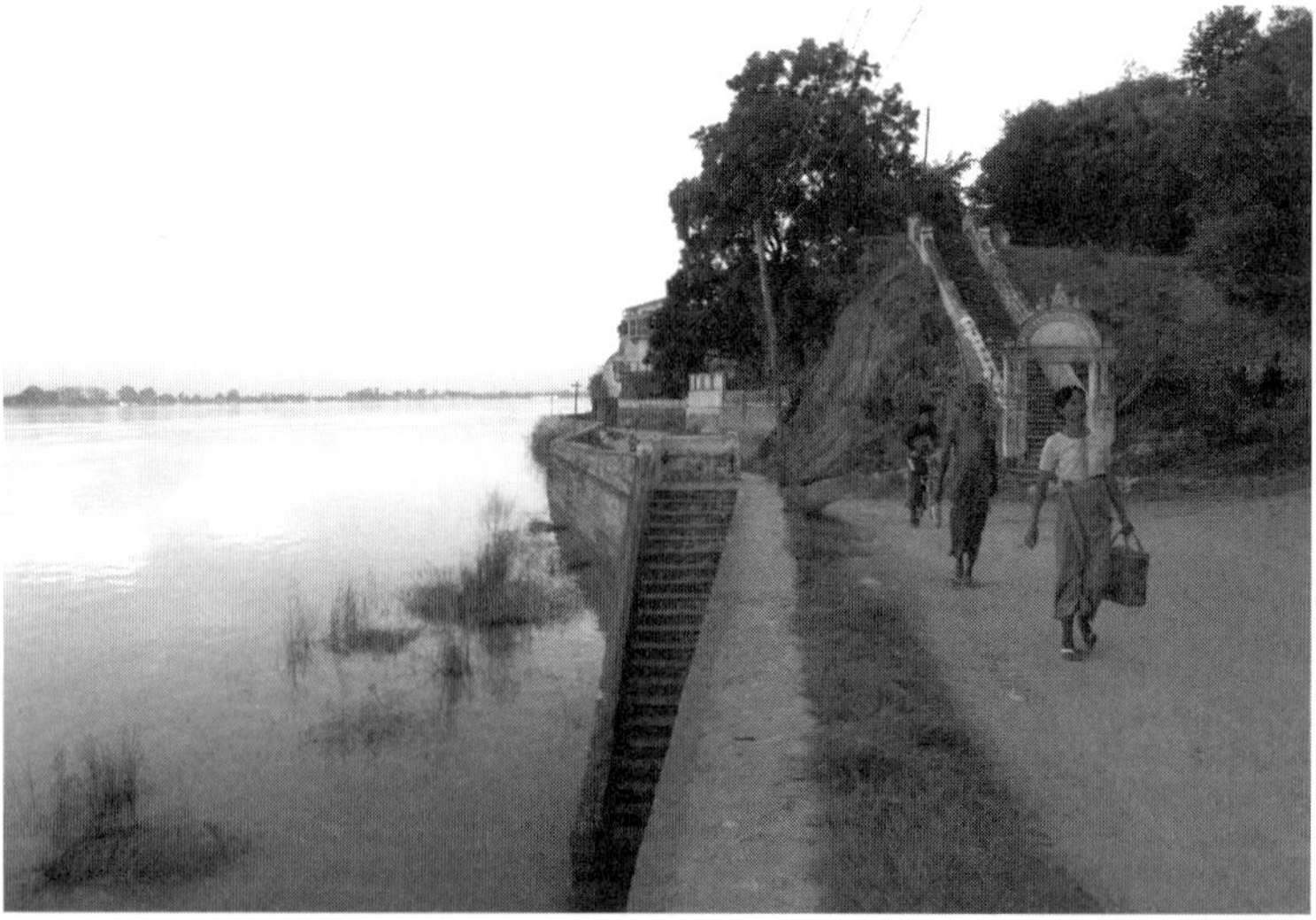

病院までつづく道

彼は朝から晩まで、何も言わずに黙々と働いてくれる。仕事がしんどいとか、やりたくないと漏らすような姿を、私は知らない。

彼を昔の日本人のような人、「侍《さむらい》」のようだという人もいる。

彼と私の関係は、人間同士の関係を超え、日本人とミャンマー人との歴史的な大きな流れのなかにある。

私たちの成功の51パーセントは彼のおかげである。残りの49パーセントは私たちの成果。

「外国で成功する最も大切な秘訣《ひけつ》を挙げろ」といわれれば、私は「本当に信頼できる優秀な現地人を一人でも手に入れることだ」と答える。

そのたった一人が手に入れば、その活動は半ば成功したようなものなのだ。

しかし、一人ひとりの愚痴や甘えが、そのパーセントをすり減らしてしまう。

とにかくがむしゃらに、黙々とやってみることの大切さを、ティンゾーさんは若い日本人たちに教えてくれるのだ。

彼は、自分たちが「優秀だ」と傲慢《ごうまん》になりがちな日本人たちに、とうてい届かないほど自らに厳しくありつづける現地人の存在を示してくれている。
「本気でやる」人たちと仕事をしたいと、思うゆえんである。

続々と集まる若者たち

医師である妻の春菜を含めた六人の日本人で始めた私たちの活動に、一年目は三十人、二年目は五十人、そして現在では百人を超える若者が集まっている。

看護師、医師を中心に、学生から社会人まで、短い人で三日間、長い人で二年間は滞在していく。

彼ら、彼女らはすべて無給である。

住まいと食事は組織がサポートしていたが、現在は食費も自分で払うようになっている。それ以外は飛行機代も含めて全部自腹。自分のためにやるのだから、給料はいらないだろうと。それでも多くの若者が、海を越えてやってくる。

私は、そこに「日本のポテンシャル」を感じている。

なぜ「ジャパンハート」が他の組織に比べてこれほど若者を引きつけるのか。

他の組織は、応募者から「何かを提供してもらおう」と考えている。だから給与をいくぶん支払うかわりに、さまざまな条件を突きつけてくる。

私は、「ジャパンハート」を「次世代を育てるための組織」と位置づけている。だから給与は支払わないけれど、条件もほとんど示さない。すなわち「ジャパンハート」とは、応募者に「何かを提供しよう」という組織なのだ。

私は海外に行くための特別な修行は必要ないと思っている。知らなければ、何をすればいいかを現地で考えればいいのだ。英語ができなくても、日本語とカタコトの現地語がわかれば、できることは必ずある。

人間は、今持っている能力で勝負できなければ、いつになっても勝負はできないものなのである。

何か能力を付けてからこそやっていきたいと思う人を、私は必要とはしていない。

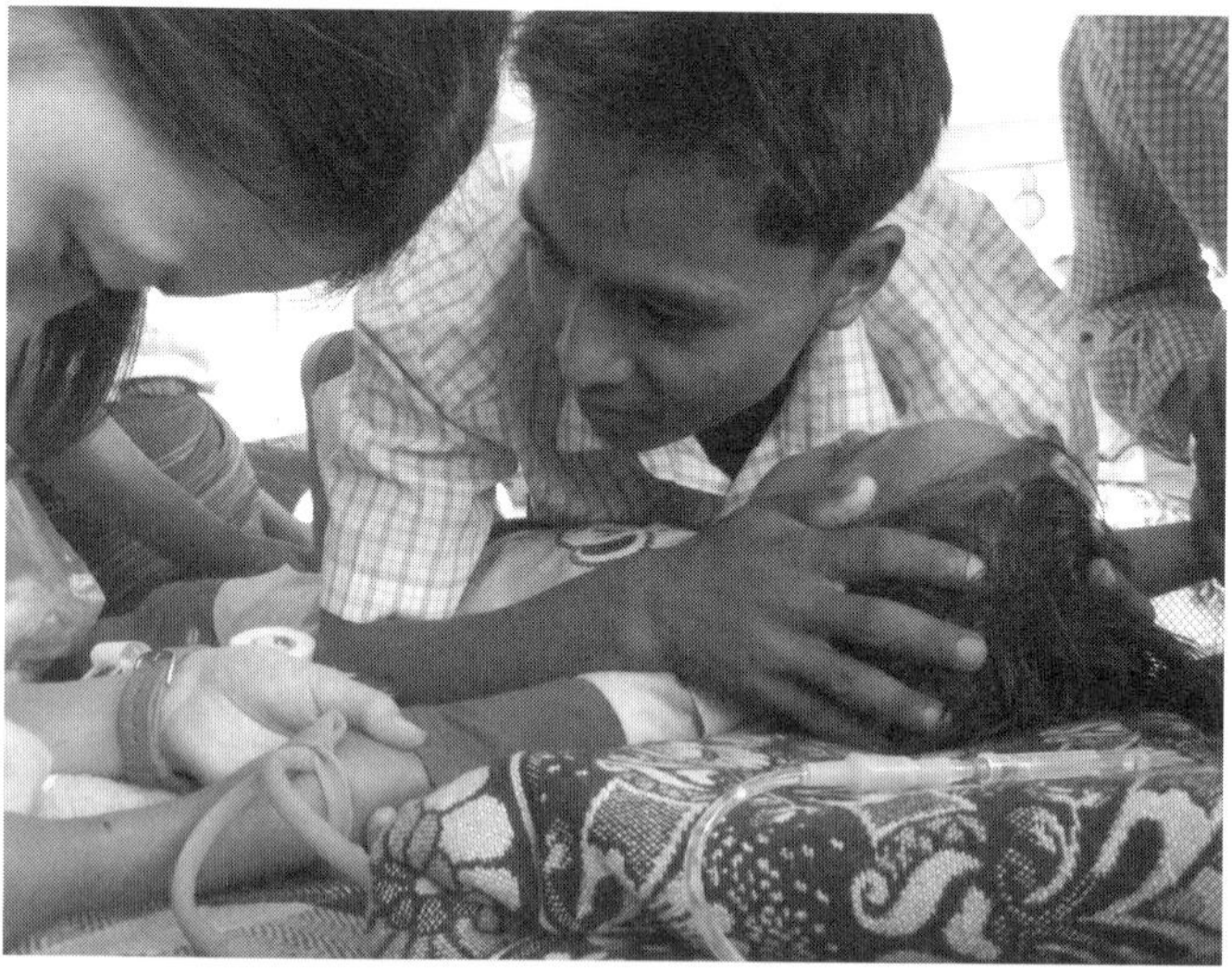

治療を受けるわが子を気づかう父親

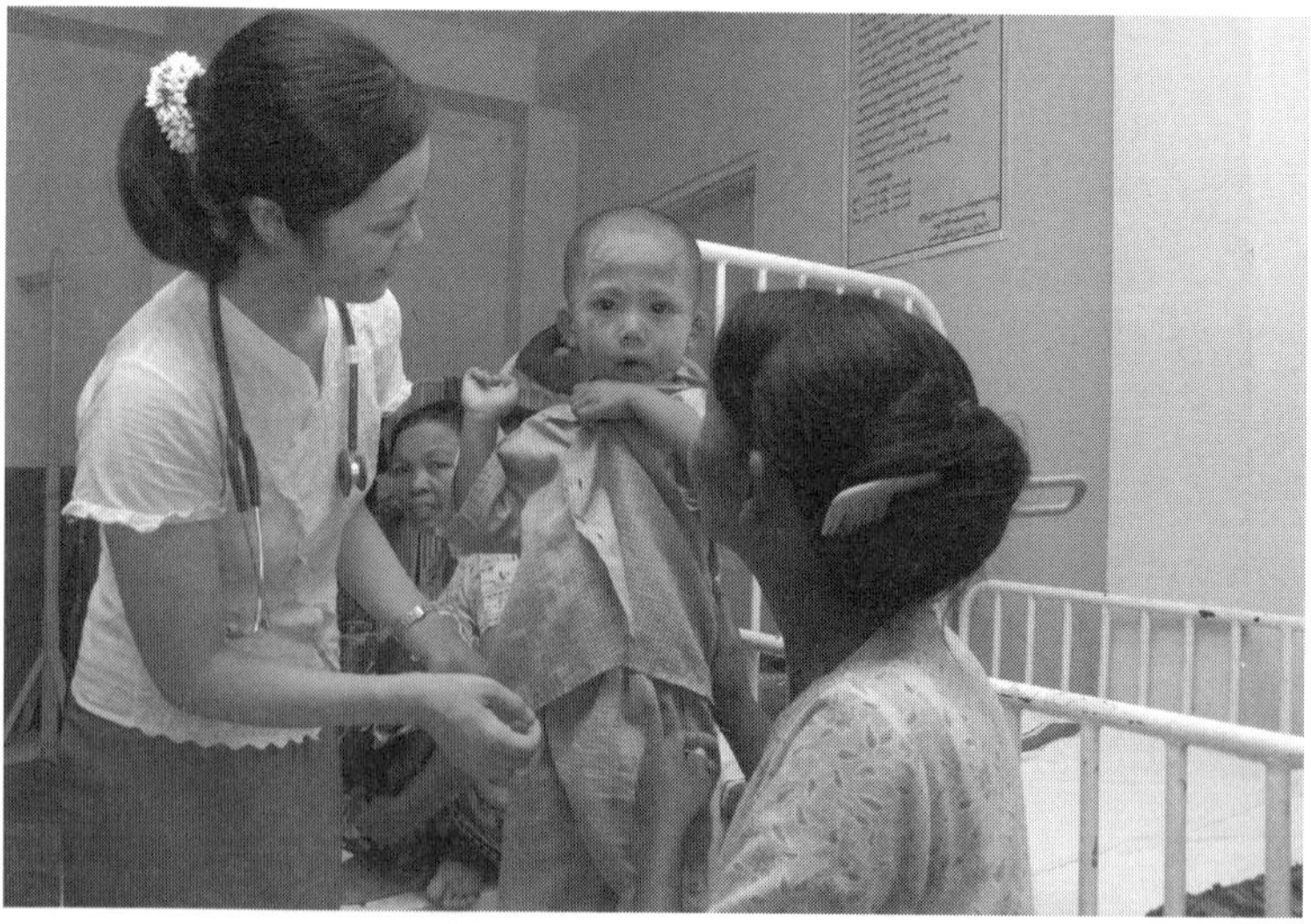

手術前の子どもと日本人看護師たち

それをわかっている若者たちが、道をつくってくれている。
今はまだ小さな道だが、徐々に太く大きな道になっていく。
私の役割は、彼らを導くことなのだ。

私は全力でことに向かい合う人間が大好きだ。

何が必要かを知ることは、本当は簡単ではなく、時間がかかることなのである。
時間をかけて現地にいてみて、初めて知ることができるのだ。

体験ほど尊いものはない

実際にワッチェで行っているのは、臨床医療を中心とした研修、つまり診察や手術を通じて患者と接することだ。飛行機で到着したばかりの研修医や学生に、その場で手術着に着替えさせ、手術に立ち会わせることもよくある。
最初は戸惑ってばかりの彼ら、彼女らだが、そのうち目の色や顔つきを変えて、自分に何ができるかを考え始める。

ある者はミャンマー語の単語帳を作って患者に語りかけ、ある者は一人の患者に付きっきりでケアをする。

体験ほど尊いものはない。

子を失った親の悲しみを理解しようとするなら、その親にずっと寄り添っているべきなのである。紙の上で乳幼児死亡率を眺めているだけの人たちに、親の気持ちなどわかるはずもない。

悲しみ、不安、喜び、感謝、友情、愛情、安らぎ……。

本当に価値あるものは、形がない。ましてや数字で表すこともできない。

形ないものの価値を認識すること。それを体験することが人生の豊かさに通じている。

それが、ワッチェで医師や看護師たちの学んでいることなのだ。

現場を経験したことのない、理屈ばかりの指導者は必要とされなくなる時代が来るだろう。手術の経験値の低い大学教授が、淘汰されていくのと似ている。

経験に裏打ちされた発想と自信を持った人間が、これからの世界で求められていくのである。

私は、この国際協力の現場でも進行している「学歴主義」や「権威主義」の流れを危惧《きぐ》している。

多くの次世代の人たちには、経験を愚直に積み重ねてゆくことの大切さを知ってもらいたいと思う。

時間の概念を取り払う

若い医師たちはたいてい、貧しい人たちを「助けてやるんだ」と肩ひじを張ってミャンマーにやってくる。

ところが、実際に患者たちに接していると、それが「助けられている」という意識に変わっていく。

人は自分が価値ある人間かどうか、自分ではわからないものだ。だからその答えを、他人の言葉や表情で埋めていく。

医者は患者の喜ぶ顔を見たり、家族から感謝の言葉を聞かされたりして、初めて「自分が価値のある人間だ」という自己認識を起こすのである。感謝や感動、お礼や喜びなどの感情は、海外で働く彼らの大きなモチベーションになる。

ただ、私にはそういった自己認識がもう必要ではない。きっちり自分の役割は果たすが、感謝は必要ないのである。

私は、自ら手術した患者や子どもの前には一切出ていかない。彼らは誰が手術したかも知らず、直接触れあった看護師や若い医師にお礼を言う。私は、それでまったく平気なのだ。

若かりしころ、確かに感謝や喜びなどを原動力に働いていた時期はあった。しかし、やがて感謝の言葉がなくても、自分は「価値のある」人間なのだという自己認識が起こってきた。

それを支えているのは、ひとつには「プロ意識」である。

「価値のある」自分の存在にかけてこれを成功させるという意識が、継続して起

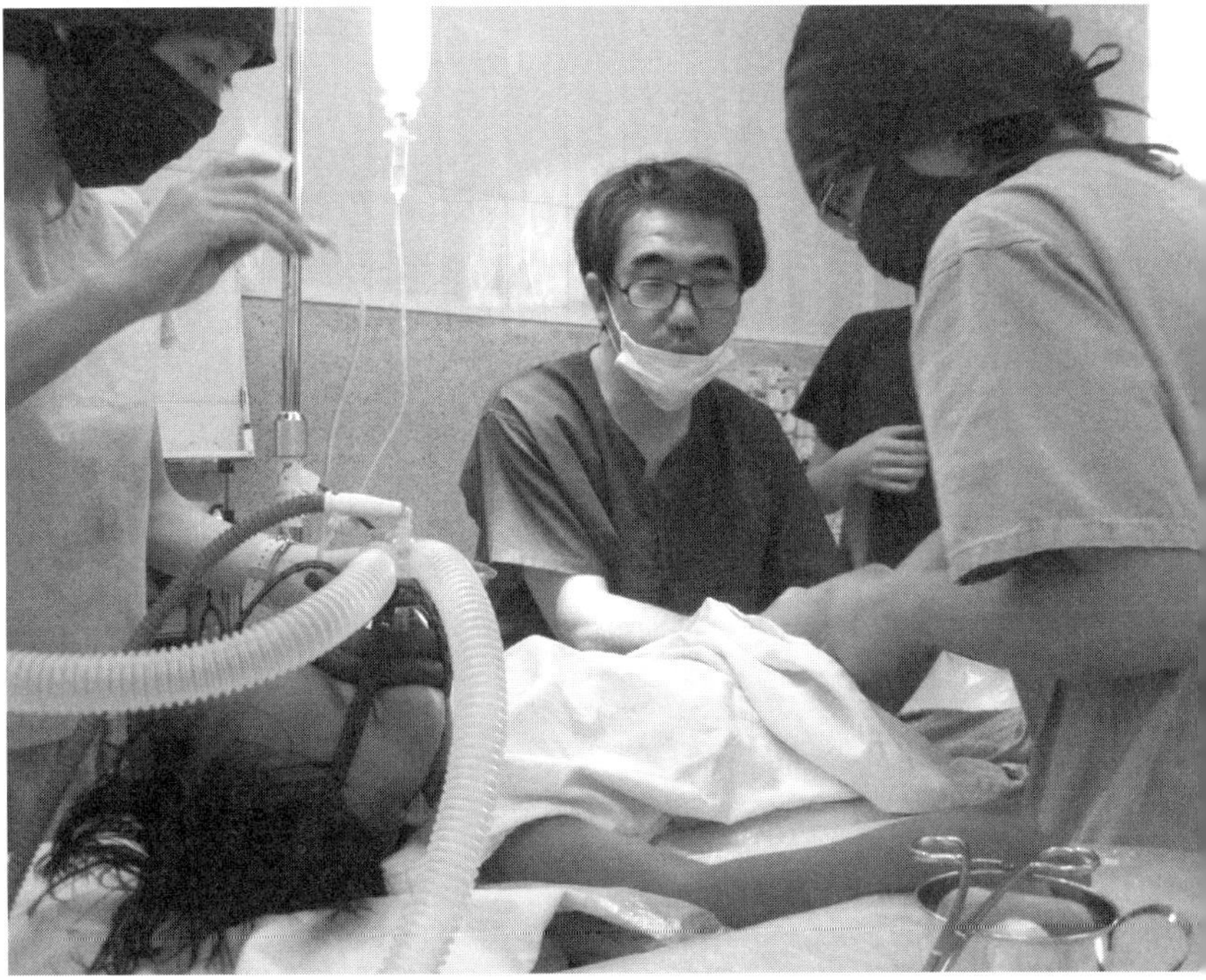

こっている状態といおうか。

そしてもうひとつは「自分の使命」の認識。

私が必要としているのは、「人の目」を意識することではなく、「天の目」を意識することなのである。

私はよく国際協力を「山登り」にたとえることがある。

一日、一月、一年、十年そして三十年、どのくらいでもいい、限られた時間の中で高い山を登るとき、人はみな同じ行動をとる。人はその時間の中でなるべく高くまで山を登ろうとするのである。

ところが、この山を終わりなく一生登り続けなければならないとなると、まったく行動が変わってしまう。

どうせどこまで行っても終わりもなく、頂《いただき》にも立てないということが自覚されたとき、人は「今を楽しむ」という行動になるのだ。

自分の中から、時間という概念が取り払われてしまうということである。そのときある〝悟り〟が生まれる。

そうして私は、高く登ることの無意味さを知り、その行いを捨てる。

それよりも、むしろおいしい空気をいっぱい吸い込み、野辺に腰掛けて青い空を眺めていよう、鳥のさえずりを聞いていよう、野花を摘んで花の甘い香りをかいでいようという発想に変わる。

すなわち、未来のために今を犠牲にすることなく、今という瞬間に集中して生きることができるのである。

自分の中から時間が消失すると、見える世界が変わる。生きる世界が変わる。同じワッチェにいても、私が見ている世界と、若い医師や看護師たちが見ている世界はまったく違うはずである。

なぜなら、私は時間のない世界に存在しているのだから。

戦場のような病院

こうしてスタッフが増え、態勢が整うにつれて、患者は次から次へと押し寄せるようになった。

噂を聞きつけ、遠方から来る人たちも日ごとに増えていった。

診療時間前から、病院の廊下は私たちの診察や手術を待つ患者たちであふれ返り始めた。一日十件の手術が当たり前。毎日、朝八時から夜中の十二時過ぎまで手術の連続。

まるで戦場である。

私はひげも剃《そ》らず、食事もろくにとらず、言葉も交わさず、ひたすら外来、手術、外来、手術。目の前に患者が寝る、手術が始まる。ただリズムに乗って、流れるように動き、そして最後まで終わってしまう。ワルツを踊るように、あるいは調和度の高い武道の型を演じるような、そんな感覚に陥ることもあった。

それでも年々体力は落ちていく。いつまでこんなことを続けるのかと、途方にくれることも多くなっていった。

また、私たちがすべての病気を治せるわけでもなかった。

人や資金も限られる中、多くの治療不能の患者の背中を見送ってきた。

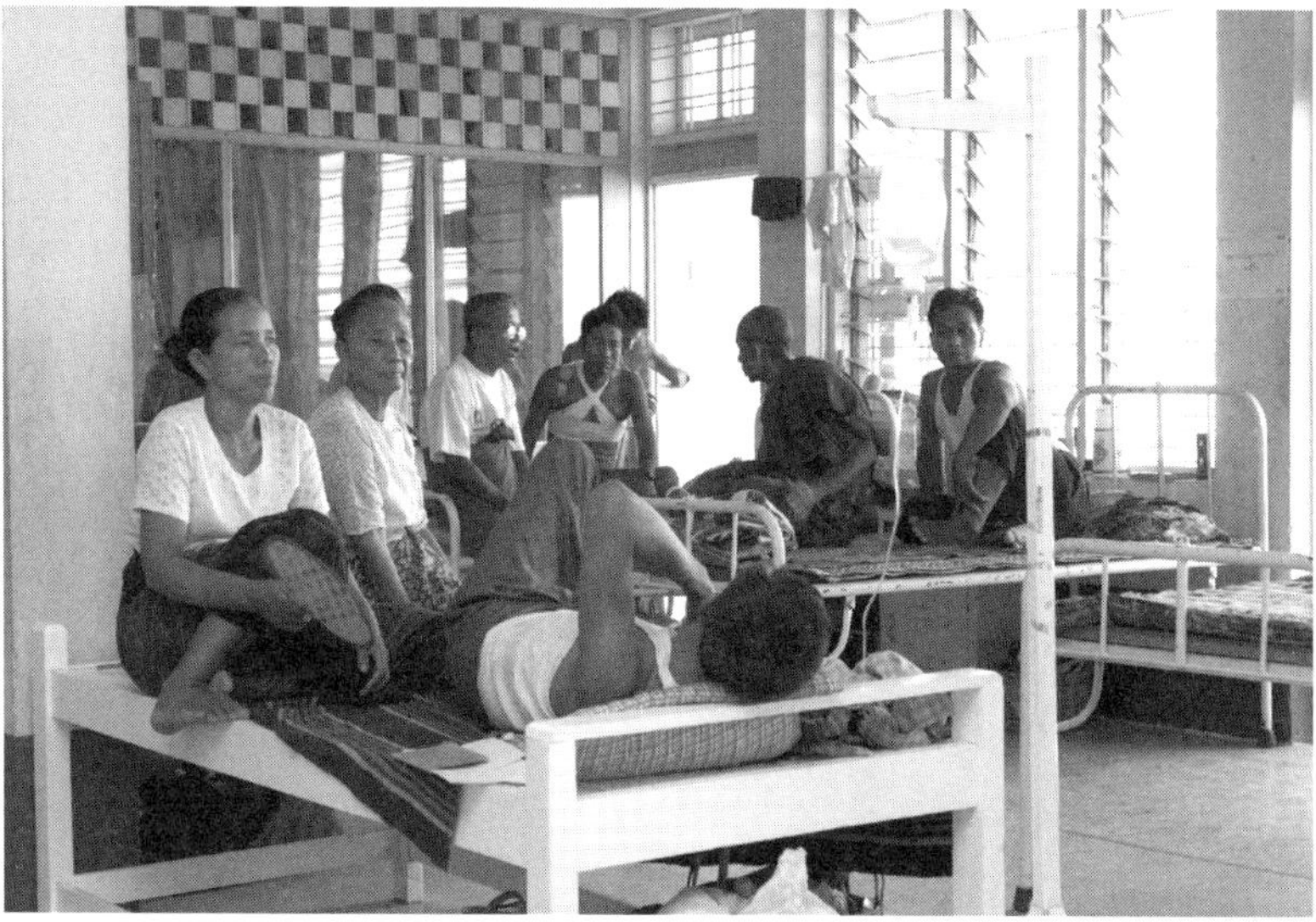

50床のベッドが並ぶ病棟

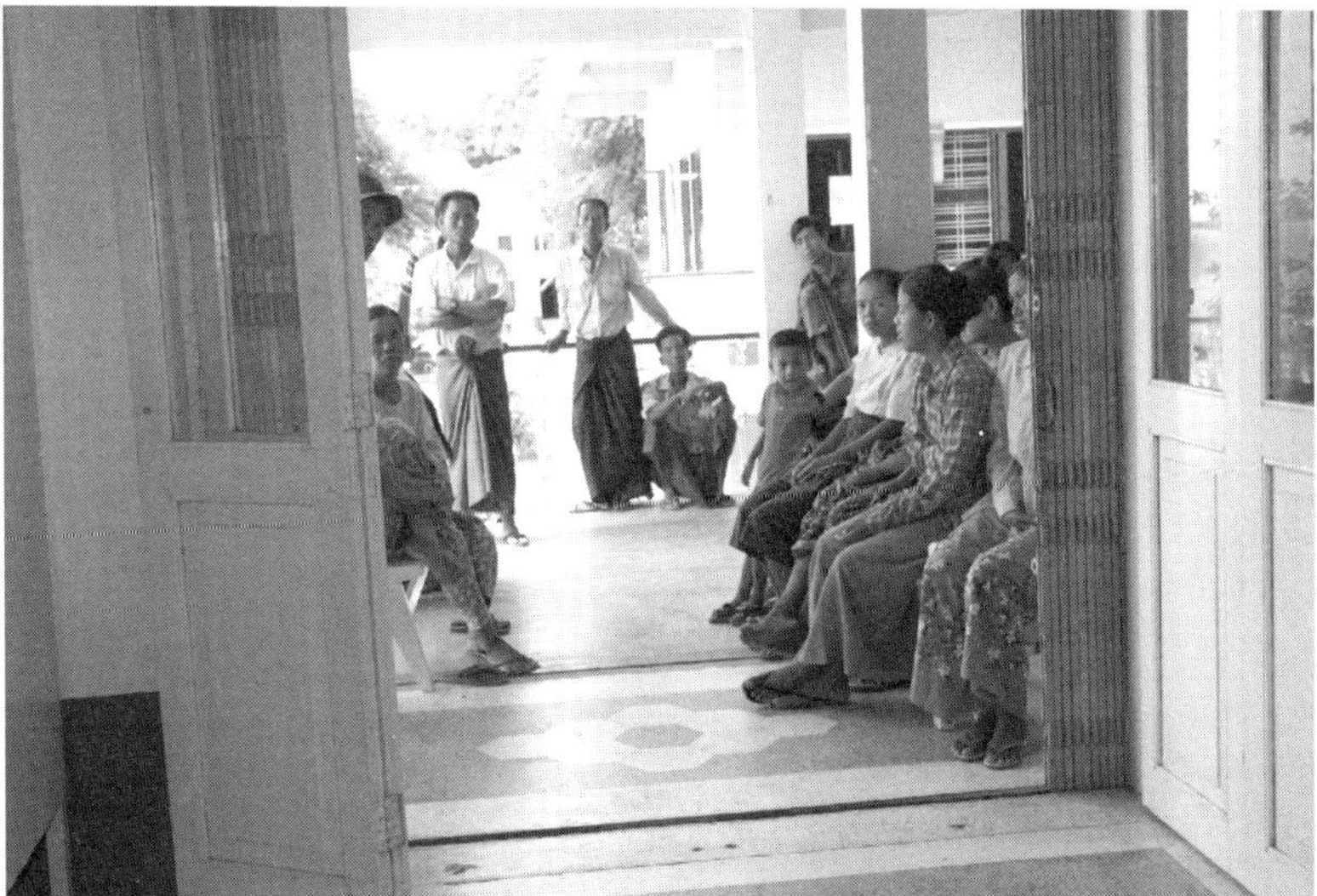

病院の入口には診療を待つ患者たちがひしめく

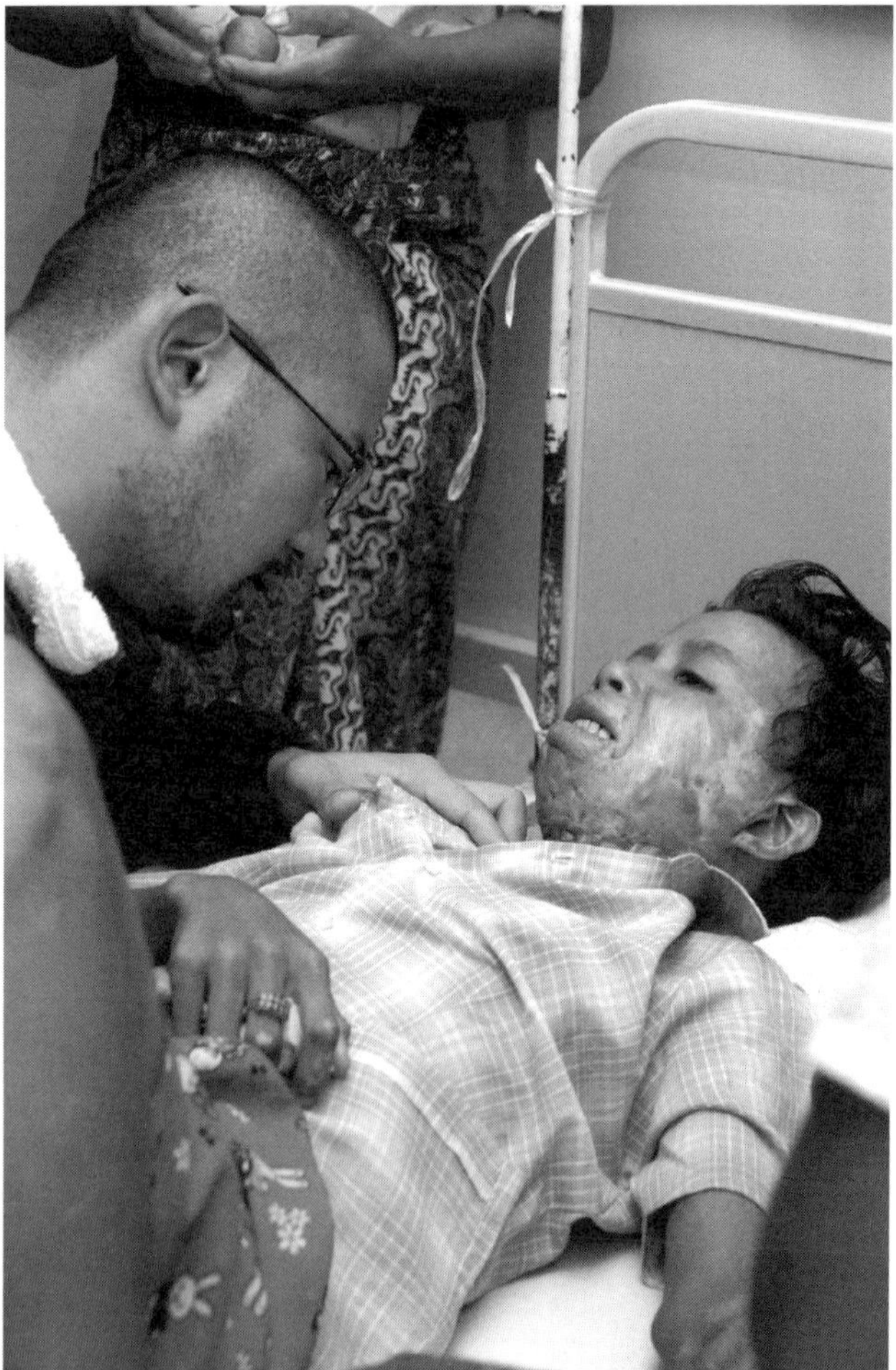

やけどを負った子どもを診察

敗北感すら感じる瞬間であった。

私たちが背中を見送る患者たちは、近い将来死を迎えるか、生涯苦しみを抱えていかねばならない人たちが多いからである。

長期で医療を行うということは、喜びも悲しみも、同等に背負い込むということなのかもしれない。

そこには達成感や満足感はあまりない。そこには、ただ恵まれない患者たちとともに悲しみ苦しむ医療があるだけなのだ。


四年目の春、外来の受付をいったん停止した。

これ以上、患者を診られなくなってしまったのだ。

手術患者の予定は数カ月先まで埋まり、外来患者の診察だけでも日々精一杯となり、手術が次々と延期されていった。

もう私個人の力だけでは、とうてい対応しきれないところまできていた。

それは「ジャパンハート」が、いわば「吉岡商店」という個人商店から、「企

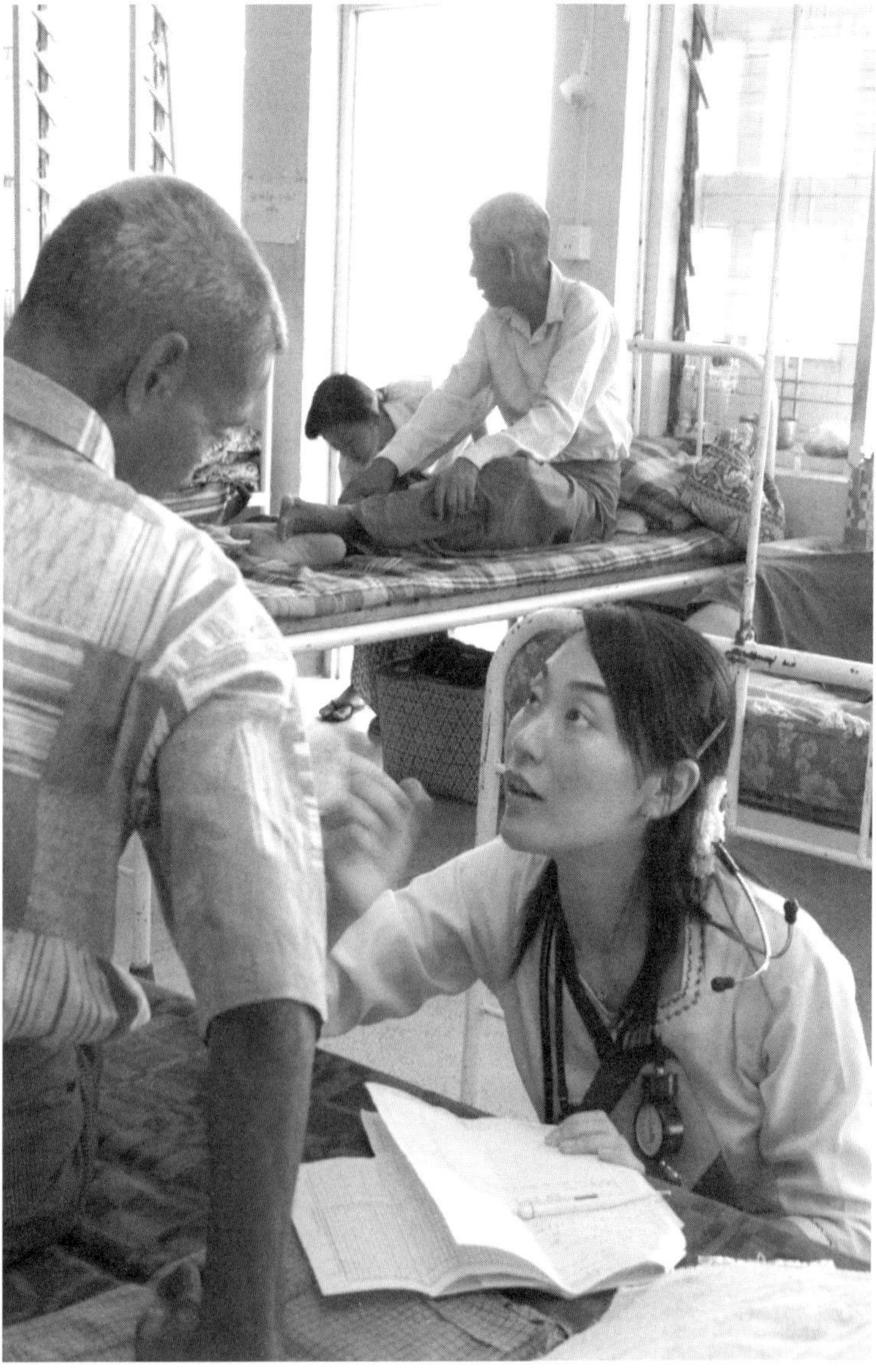

業」へと脱皮しなければならない時期にさしかかっていたということだった。

個人だけの力ではどうしようもできないことを、システムという回路を通じて可能にしていくような組織が必要になったのである。

日本女性の可能性

多くの看護師たちを受け入れているうちに、気づいたことがある。

日本女性とは何と優しく繊細で、かつ粘り強いエネルギーを持っているのかと。

彼女たちは総じて同情心が強く、自己主張も極力抑《おさ》え、周りとうまく調和を取っていく。その優秀さは世界を見回しても群を抜いている。

二〇〇六年、「ジャパンハート」の看護部を独立させる形で「海を越える看護団」を結成した。

これまでの医療団は、男性の医者を女性の看護師たちがサポートする形が当たり前だった。私が考えたのは、これをひっくり返して、多くの看護師たちを少人

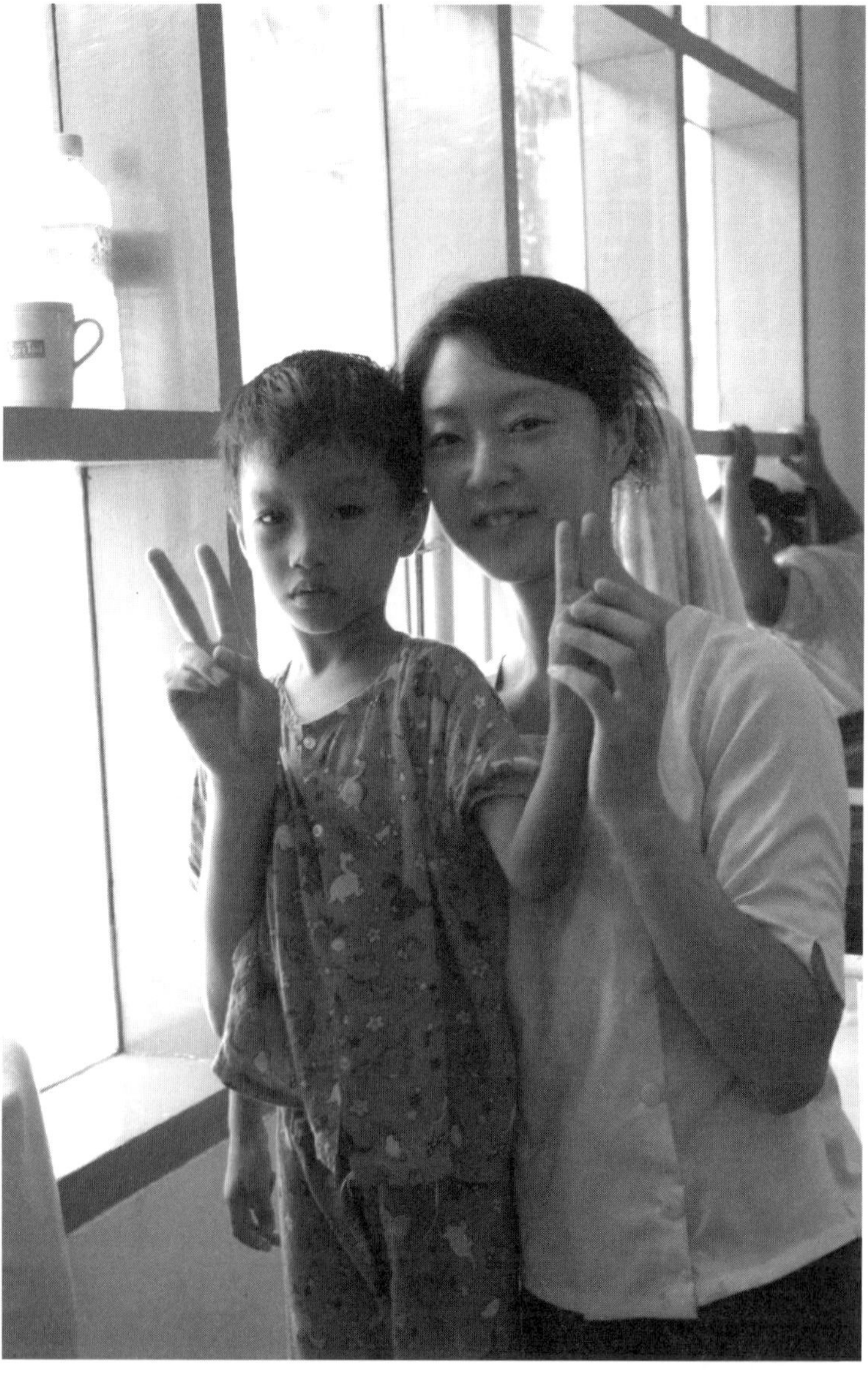

数の医者がサポートするという組織。

彼女たちを、医療の届かない国や地域に派遣して、その優秀さを世界にアピールするのである。

世界には多くの死期の迫った患者たちがいる。

私はこういう人たちにも医療を届けたかった。

しかし、この人たちに必要なものはもはや治療そのものではなく、精神の安らぎであり、肉体の安らぎである。

この安らぎは、医者よりもむしろ看護師たちの得意とするところであり、彼らが主役になるものだ。だからこそ、女性を中心にした組織を創り、医療を行ってゆくことの可能性を模索していきたいと思っている。

もちろん、「看護師不足といわれる日本から、なぜ海外にわざわざ送り込むのか」という批判も受けることがある。

確かに、看護師の大量退職は日本の深刻な社会問題である。

だが、私はそこにも問題提起をしているのだ。

朝八時から病院に出勤して申し送りをする。医者からの指示で動く。一時間の昼休みの後、夕方五時の申し送りを経て帰宅する――。

一般の看護師の一日は、こんな感じで過ぎていく。

病院の決めたルール、医者の決めたルール、治療など……これらはすべて看護師自身がコントロールしていることではない。他人の決めたルールに縛られているだけだ。

こんなことが続けば、彼女らはすぐに疲れ果ててしまう。

人は他人のコントロールに二十四時間さらされ続けると、やがては疲れてしまうのである。

なぜなら、人は本心では、「自分の人生を自分で決定して生きたい」と思っているからだ。

今の病院のルールは、誰のためのものなのかわからない。看護師は、そのルールに縛られるだけでなく、自分の人生を自らの意思で決定し、より豊かに生きたいと思っている。

だから私は、彼女たちの人生をより豊かにするように導いてゆこう、と考えたのだ。

その大切なポイントは、他人に人生を委《ゆだ》ねないこと。

それが自分の人生を本当に大切にするということなのである。

日本に経験を還元する

「ジャパンハート」の看護部「海を越える看護団」では、ミャンマーでの研修を終えた看護師を、日本の僻地や離島に送り医療貢献をさせ、さらに自らも地域医療を学ぶという事業を始めた。

長崎の五島列島や島根の隠岐島《おきのしま》、沖縄の久米島などの病院で、私のもとで一定期間の研修を終えた多くの看護師たちが、ミャンマーでの経験を生かして活動している。

海外では、ミャンマー以外に、カンボジアでも保健衛生プロジェクトが進んでいる。

アジアの途上国も日本の僻地も、私たちにとって、ともに大切な場所なのである。

国内であろうが、海外であろうが、私たちにとって医療が届きにくい場所が「医療僻地」であり、そこに医療を届けるというのが私たちのコンセプトなのである。

さらに、看護師たちが皆すすんで「やりたい」といっているプロジェクトがある。

がんやエイズを宣告され、死を目前にしている患者の家族旅行に看護師が無償で同行し、サポートする事業。「こころの医療事業（ライフサポートプログラム）」と名付けている。

日本にも、大企業が支援する難病の子どもと家族らの療養施設はある。その多くは、豊かな自然に囲まれた別荘地のようなところに位置している。その発想は、やはり欧米的だと思うのだ。

日本の子どもや家族たちが、最後の時間を本当に過ごしたい場所とはどこだろうか。

遊園地かもしれない。

デパートかもしれない。

それは一人ひとり違って当たり前なのだ。

人間は一人ひとりにそれぞれに大切な場所がある。それは決して他人が考えた想像した〝素晴らしい場所〟ではない。

自分たちの価値観を必要以上に押し付けないことは、私たちの文化の大切なエッセンスである。

私たちの看護師は、時間や場所に縛られない。

途上国での厳しい医療現場を経験してきた彼女たちは、あらゆる場所で、あらゆる状況の変化に対応し、家族にとってかけがえのない時間を、安心して過ごしてもらえるようサポートすることができる。

大切なのは、一人ひとりの思い出に、できるだけ寄り添うこと。

医療を患者個人から家族へと広げること。

患者は家族の大切な一員であるという当たり前のことを認識することなのだ。

すべて、ミャンマーでの経験から学んだことであった。

「非効率」でいい

ミャンマーで一人ひとりの患者を診ていると、実にさまざまな人たちの支えを感じることができる。

親の愛情であったり、支える周りの人たちの感情であったり。

医者である私は若いころ、患者の病気しか見ていなかった。ところがミャンマーでの長い経験が私に、時間や空間をぐっと広げた治療の大切さを認識させてくれた。

「命を数える」、いわば「どれだけのコストで何人救えるか」という効率重視が当たり前の昨今の医療。それは途上国においてはさらに強調される。

これまでに、治療が難しい何人かのミャンマー人患者を日本に連れてきて、日本の病院で手術を受けさせた。

治療費や渡航費用は、日本でかき集めた寄付や私が自腹を切って捻出《ねんしゅつ》したものだった。

なんと「非効率」な医療なのだろうか。

そのときに思いをはせるのは、患者の過去、現在、未来――。

すなわち、病気をわずらってからどれほどの苦しみと悲しみを味わい、どんな偏見と闘ってきたか。

それを取り巻く家族たちは、どのような思いで生きてきたか。

途上国で生まれた人が、最後の希望として日本のような先進国に行くことがどれほど大変なことか。

そして、もしそれが不可能になったとき、患者にどのような未来が待っているのか――。

家族がどれほど本気で、真剣に愛情を持って患者を救いたいと思っているのか。

患者の状態はどうなのか、私たちの状況はどうなのか――。

それらを総合して、最善の判断を下すべきだと私は考えている。

そしてこれらの状況が、あるバランスを持ってひとつの平衡状態に達したとき、
このような難しい行動が現実のものとなりえるのである。

しかし、ときには短い時間軸の中で結論を出す日本の病院側と意見がかみ合わず、来日を断念したこともある。

それは仕方のないことで、誰も責めることはできない。すべては患者の背負った運命なのかもしれない。

だからこそ私たちは、死期が迫って治療を望めない人々に、この世に生まれ出たこと、あるいは家族であることの喜びを感じてもらう医療を追求する。

それはとうてい数字では計り知れない「非効率」な医療なのかもしれない。

人間とは「非効率」な生き物である。

その人間に「非効率」な医療を行う。

それもまた医療の一つの形なのだと思う。

医療界の「ジブリ」に

現在の欧米のＮＧＯを中心とする大型の組織は、潤沢な資金と経験、そしてマーケティングなどの手法を用い、世界を闊歩《かっぽ》している。

日本の組織はそのすべてにおいて劣り、なおかつ弱小である。そして悲しいかな、日本の多くの組織が欧米型の組織を模倣し、そうなることを目指している。

しかし、私はあえてこの流れに乗らず、別のあり方を模索してゆこうとしている。

欧米の組織を私は「ディズニー」にたとえている。

アメリカのディズニー映画は豊富な資金を費やし、徹底したマーケティングで大量にコンテンツを出回らせている。

一方、日本の「スタジオ・ジブリ」によるアニメは、「ディズニー」に比べ、資金や量は決して豊富ではないが、その質は世界の映画人に圧倒的な影響を与え、なおかつ「ディズニー」にも大きな影響を与えている。「ジブリ」の作品はその優れたストーリー性、美しく精巧な絵のタッチ、アニメそのものの完成度の高さなど、世界が目標としている存在。

私が目指すのは国際医療界の「ジブリ」なのだ。

これまでの日本は、経済的に豊かだというだけで尊敬を受けていた。しかし、多くの国々が経済的に豊かになり、日本に迫りつつあるこの時代には、経済だけでは世界に認められない時代が、すぐそこまで来ている。

これからは国際貢献やボランティアなど、「文化」をもってして、初めて世界から尊敬されるようになるのだ。

「文化力」こそが、これからの日本にもっとも必要となる大切なものなのである。

そんな時代に、自分と同じ日本人の中で、「世の中のために今までにない世界観を確立しよう」ともがく人が、誰も私と同じ分野にいないのは寂しいことだと思う。だから私は、次の世代のためにその目標をつくってあげたいのだ。

二〇一五年には、世界でもオリジナルな組織にしたいと思っている。そのキーワードが「女性」であり「非効率」であり、「一人の人生に寄り添う医療」なのである。

不穏な空気

理想を広げれば果てしないかもしれない。しかし、それは時とともに一つひとつの現実へと姿を変えていっている。

ただ、ミャンマーに限っては、この国の重い現実が、常に私たちの活動にのしかかってくるのである。

二〇〇七年、ヤンゴンで反政府デモを取材していた日本人ジャーナリストが、軍事政権の兵士に射殺される事件が起こった。

内政の混乱は、私たちの活動にも一気に影を落とし始めた。この事件によって日本人である私たちの活動も大きく制限を受けるようになってしまった。

そして二〇〇八年、不穏な空気はピークに達した。

巨大サイクロンが、ミャンマーに迫っていた。

第4章 進化のとき

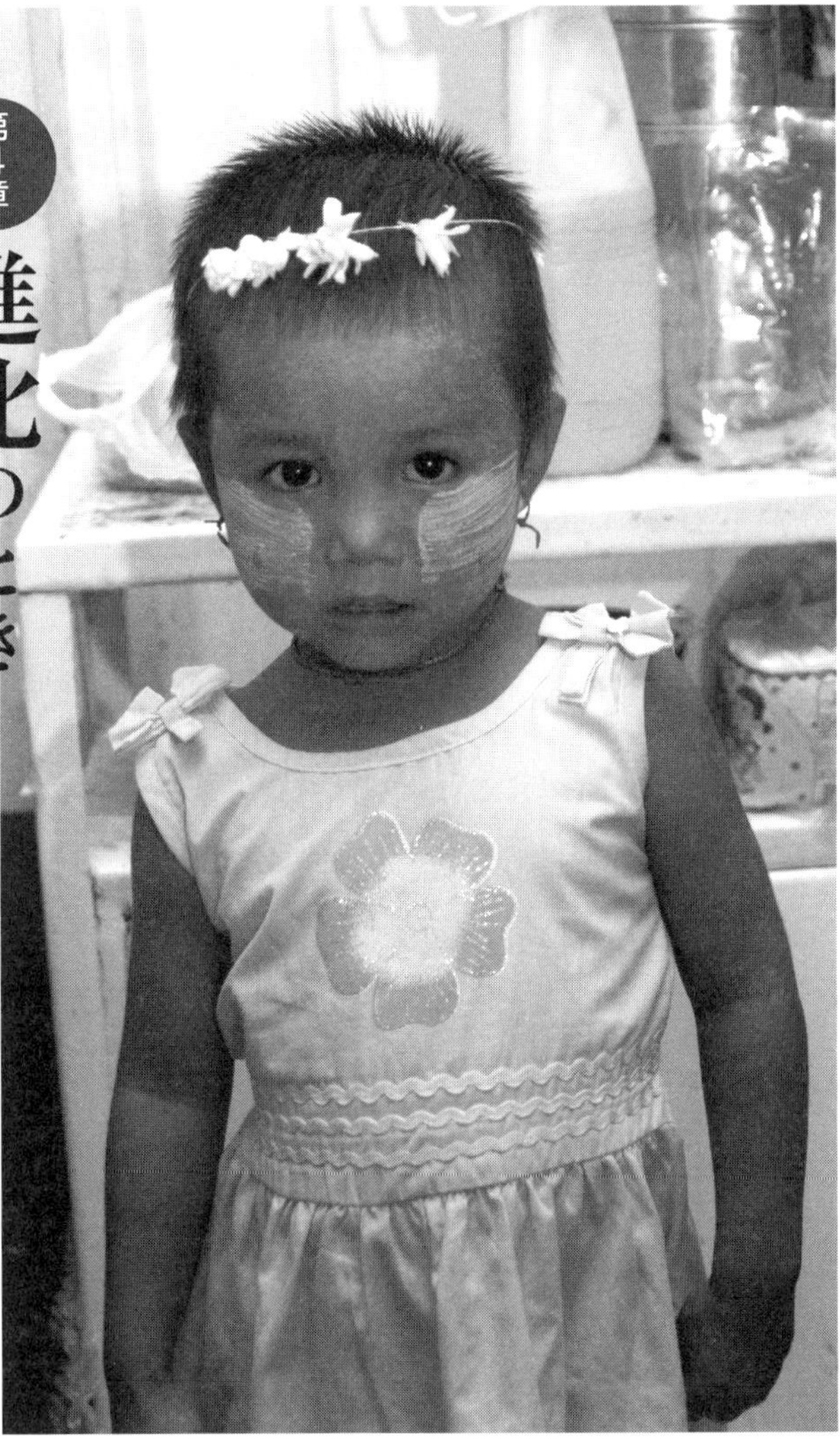

サイクロンの爪跡

ミャンマーへのサイクロン直撃――。

日本にいて、ほとんどその被災の現実を知らないまま、空路ヤンゴンに到着した私は、現地にいる神白《こうじろ》医師と合流した。

現地入りからすぐに行動に移る。

現地の日本人ネットワーク、現地人ネットワークを駆使し、私たちは疾風のように二日間でヤンゴン周辺の被害状況を調べ上げた。

ミャンマー人のボランティアの若者も多く加わり、二十名程度の医療団が形成されていた。

警察、軍関係者からの情報収集も行った。援助すべき場所、程度、内容、すべてを把握したかったのだ。

ヤンゴン周辺で援助を行う現地在住の外国NGOも多くあったが、私たちはここでの援助はほとんど必要ないという結論に達した。

すでにサイクロンの上陸から七日目。直撃を受けなかったヤンゴン周辺の物流はすでに回復しており、食料なども十分入ってきていたからだ。場所と内容を選んで、わずかな援助のみを行った。

その後、ミャンマー政府は海外の援助受け入れを表明。いくつもの国際組織が、ゆっくりとではあったが援助を開始していた。しかし、あまりに被害地域が広大すぎて、どうにも手が足らないような状況だった。

見落とされている場所へ支援を

私たちは、支援地域をサイクロンが直撃したヤンゴンの南西、エーヤワディー川流域へと定め、そこに大きな「力」を持っていった。

安井医師を中心に、さまざまな形で現地の被害調査と援助が行われた。

直接医療活動をすることは必要最小限にしながら、下痢や感染症の予防薬の配布、食料の配給、屋根の修繕など、現地で最も必要とするものにできる限り絞り込んで援助を行った。

安井医師は小舟に乗り換え、悪路を歩き、援助物資を届け続ける。

途中タイのバンコクから大村和弘医師も合流した。

また、多くの看護師たちもヤンゴンに次々と到着した。

支援活動がある程度軌道に乗ってきた段階で、本来の活動地であるサガイン・ワッチェに神白医師と数名の看護師が移動し、そこで診療を始めた。

そして私は、救援活動を続ける資金を調達するために日本に帰国し、広報活動を展開した。


私たちが救援を行った地域は、大型の援助が入りにくい、小舟でしかいけないような地域だったり、まったく報道がなされないような場所だった。

そこは多くの国際団体が見落としていた地域でもあった。現地人ネットワークを持っている私たちには、どこにも入ってこないような情報が入ってきていたのである。だから私たちは多くの団体が入っている地域はあえて避け、まったく独自の視点で別の救援地区を目指したのである。

結果的にこれが功を奏し、私たちは多くの被災者を救うことができた。

サイクロン上陸から一週間以上、木の芽などを食べて、食いつないでいた地域もあった。

毎日激しい雨が降るこの雨季に、雨ざらしのまま生活を余儀なくされている人々がいた。

家や生活道具をはじめ、水牛、米、漁業用のボートに至るまで、身の回りの一切を波に奪われてしまっていた。

ココナツやマンゴー、バナナ、コン（噛みタバコの葉）など、村人の生活を支えていた農作物は壊滅的な打撃を受けていた。

途方に暮れる村人たちに対し、私たちに何ができるか――。

それを動きながら考え、考えながら動いた。

限られた予算であったが、現地の権威である仏教組織や僧侶などと積極的に協

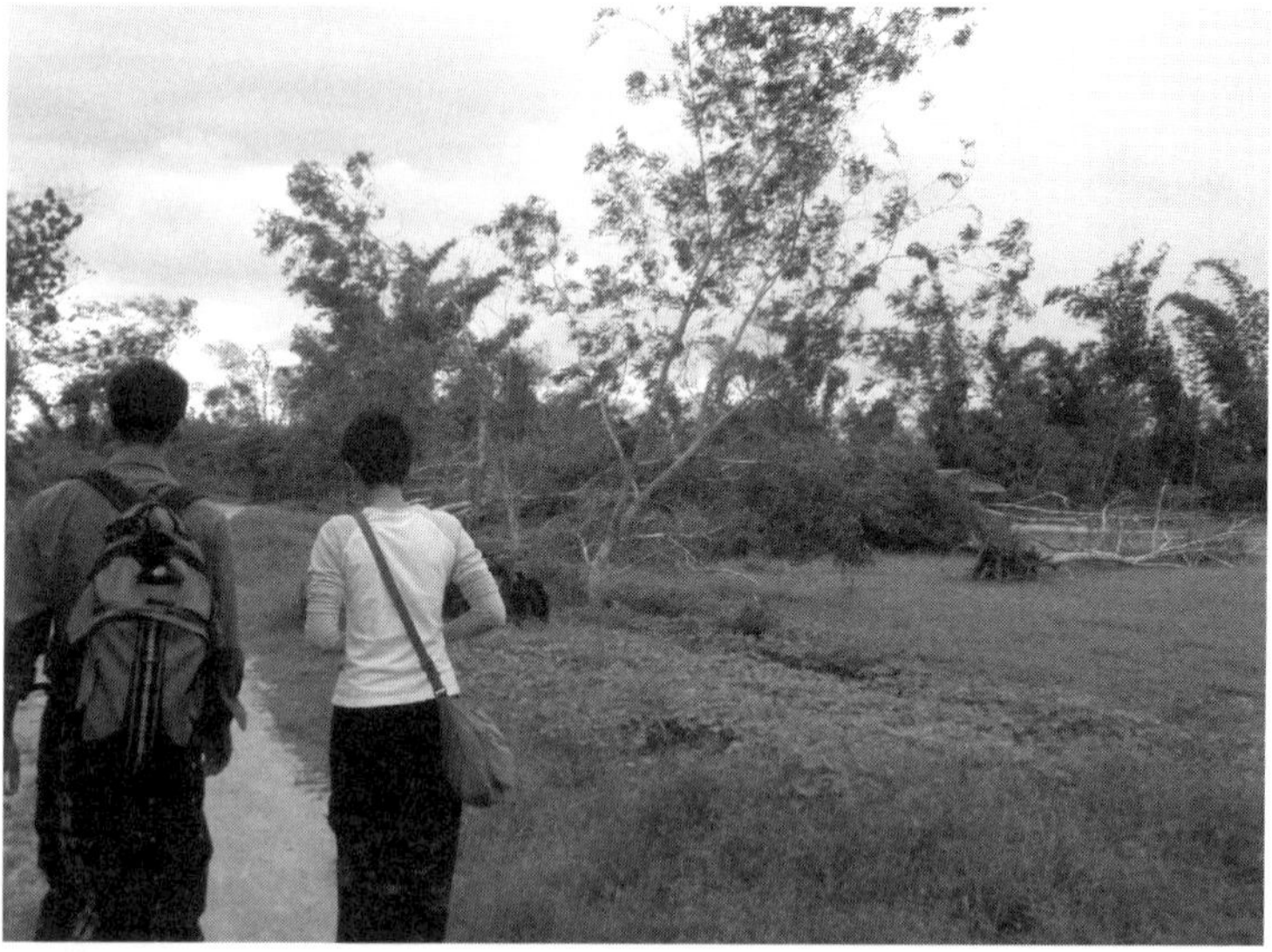

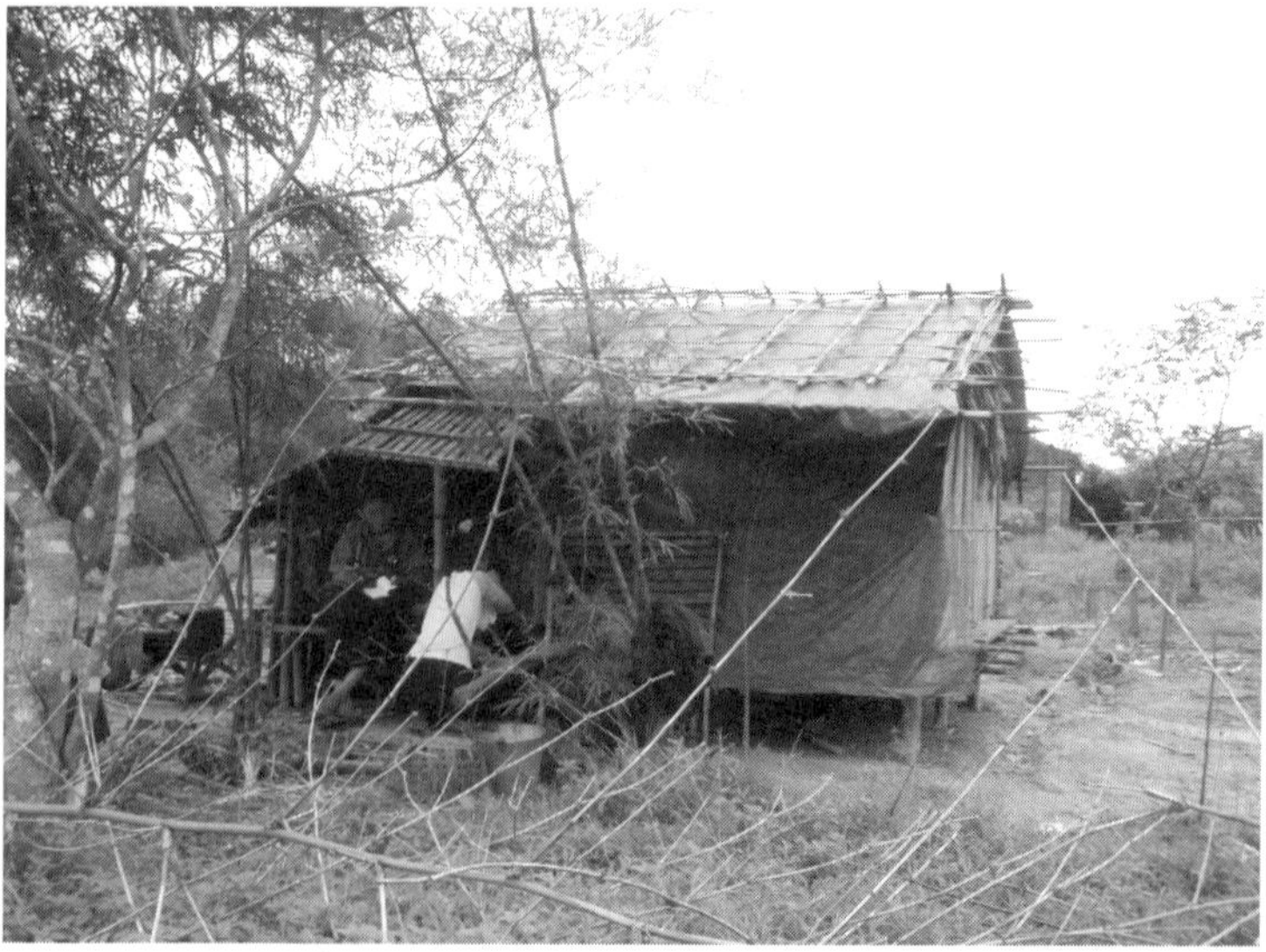

サイクロンの被害を受けた村へ（2008年）

力する形で、政府の批判をかわしながら、何とか援助を送り続けることができた。ミャンマーでは、どこの村も僧院を中心にした文化や伝統、宗教や生活があり、そこを踏まえれば部外者の活動はうまくいく。資金力のない私たちは無駄なく援助をしなければならない。

この現地の権威と結びつくというやり方は、私のミャンマーでの長年の経験から導き出した発想だった。これは私たちの弱点を補うために与えられたありがたい方法だった。

そして多くの人たちが、何らかの恩恵を受けたと判断した三カ月目に、私たちは支援活動を打ち切った。

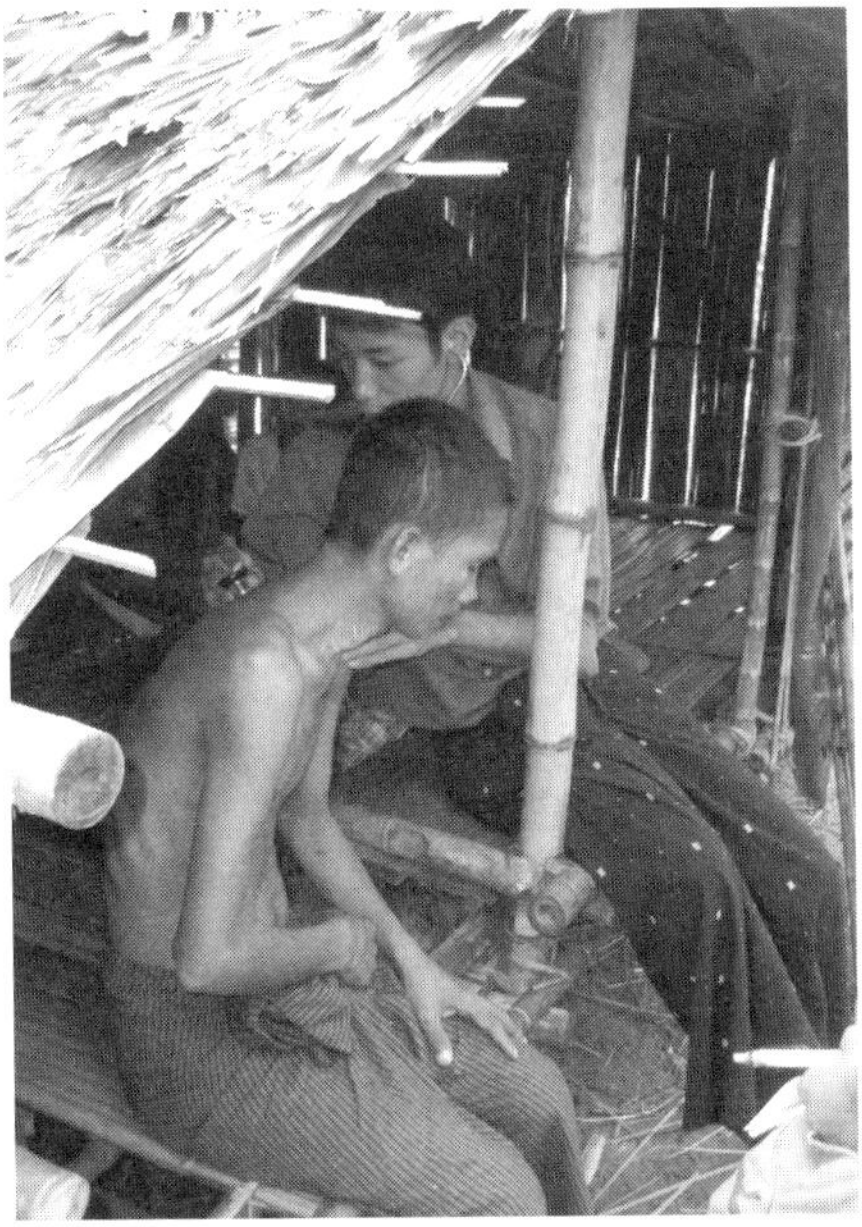
村人たちを巡回診療

孤児たちの支援

サイクロン救援活動の最後に残ったもの。

それは親を失った子どもたちだった。

両親のどちらかがなくなれば、子どもは重要な働き手として町に働きに出なければならない。給与など大して期待はできないが、それでも口減らしの意味はある。彼らを引き取った親類たちにしても、自分が生きてゆくのがやっとなのだ。

私たちは短期的な支援だけではなく、こうした子どもたちの面倒を長期的に見ていかなければならないと決心した。

そして今回の活動で出会った、約六十人の孤児たちの未来を引き受けた。

教育のための資金、食べてゆくための資金を、今後十年以上にわたって支援してゆかねばならない。彼らの家庭を定期的に訪問し、学費やノート、食料などの問題をできるだけサポートしていくことにした。

しかし私たちにとって、本当の闘いはそれからだった。

このサイクロン被災地支援の余波で、もともと手薄なスタッフが、被災地とワッチェの大きく二カ所に分断されることになった。

このことが本来の医療活動に深い影を落とすことになった。

疲弊するスタッフたち

もともとワッチェの病院では、早朝から深夜まで活動が続くことが日常だった。通常、私がワッチェに入る前は比較的穏やかな日々が多く、スタッフはある程度休みを取れていた。しかしそこに私が入ると、大きな手術や数多くの予定が組まれているため、入院患者も倍以上に膨れ上がり、忙しくて食事をとる時間もなくなってしまう。

スタッフたちからは笑いが消え、言葉も少なくなる。やがて疲労と睡眠不足から、立って眠るものまで現れる。

こんな生活をもう何年続けてきただろうか？

こんな状況下でミスが起こらないわけがない。

今までは多くの困難を何とかのりこえてきたが、今回ばかりは私たちの能力以上にさまざまなことが襲いかかってきた。

沈む船に乗り込む人間には、乗る前にその危険を察知はできないように、私たちもまた、迫りくる暗雲の接近を感じることもできないまま、日々の激務に没入していた。

スタッフは疲れ果て、患者に、与えなくてもよい悲しみと苦痛を与えてしまった。

今までもおそらくミスは繰り返してきたに違いなかった。ただ致命的になっていなかっただけなのだと思う。

私もまた、自らの行いを徹底的に省みた。

若いスタッフに任せすぎていたのではないか。起床が一時間遅かったのではないか。手術の開始をもう五分早めるべきだったのではないか――。

どこか自分の感性が鈍っていたのだろう。

私がこれまでに築いてきた医療観も、根底から崩れ落ちていった。


私たちのスタッフの日常は、朝六時から始まる。

起床し、すぐに掃除。そして、ある者は食事を作り、ある者は病院での早朝の業務に出かける。もちろん交代で病院の当直も行っており、当直者もそのまま朝から業務を続けて行う。

午前八時過ぎから、本格的に病院での業務が始まる。それぞれの持ち場に分かれ、外来、病棟、手術室などに散ってゆく。

昼食をはさんで（昼食をとれない者も多い）、夜十二時ごろまで業務が続く。その間に休む時間はなく、ぶっ通しで働きつづける。その後ミーティングがあり、それから夕食をとる。すでに深夜一時過ぎ。担当の者は、その後に翌日の手術のために器具の滅菌をしなければならない。

スタッフが床に着くのは深夜の三時ごろになる。

ホワイトボードに次々と
書き込まれる手術予定

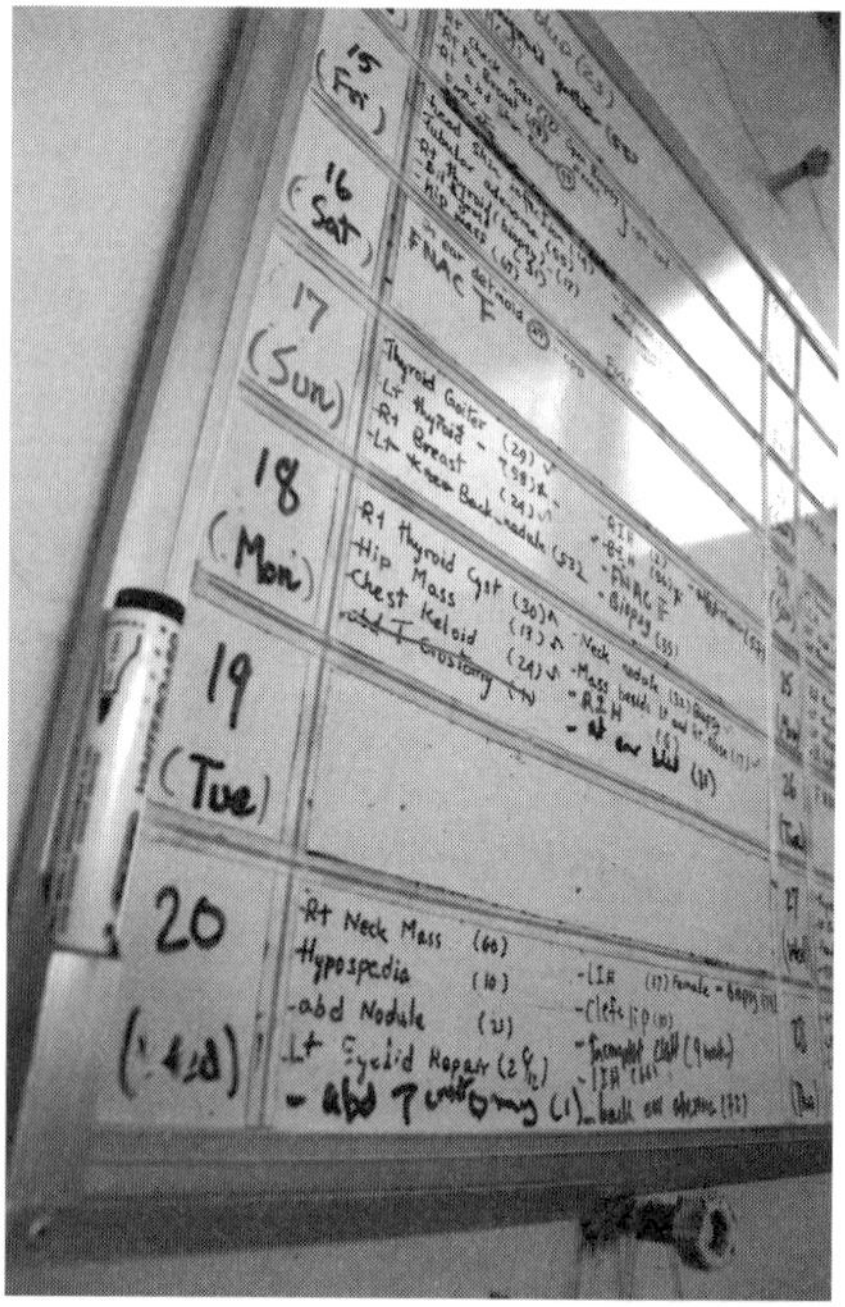

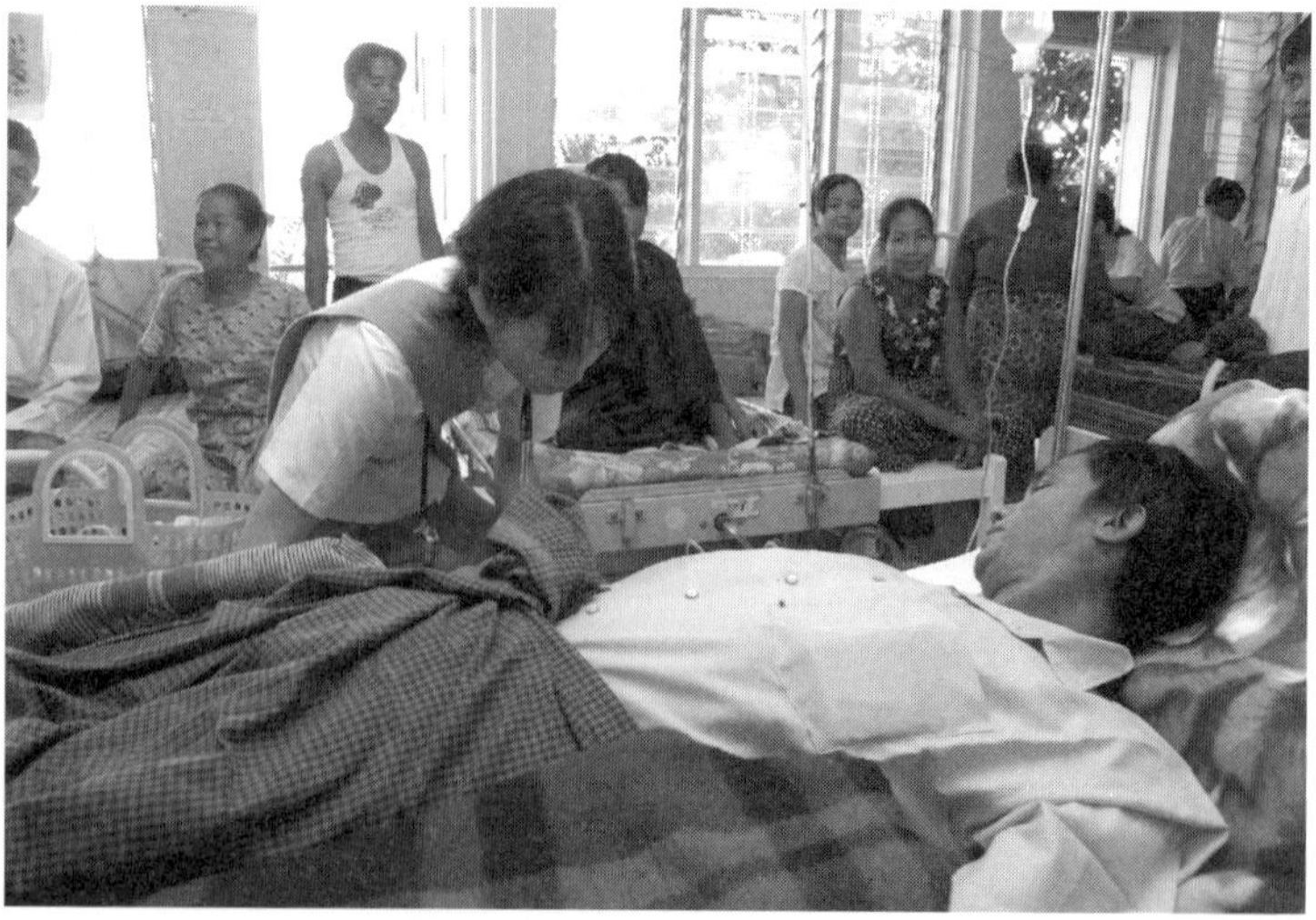

病棟にはあふれんばかりの患者たちが

こんな生活が、私が病院にいる間、月に二週間も続くのだ。毎日が緊張の連続で、身も心も休まる暇がない。

かつて多くの援助団体と関わるある友人が、「こんなに働いているＮＧＯをほかに知らない」と驚いていた。たぶんそうかもしれない。

そうかもしれないが、それでも悲しい現実が襲いかかる。

どれほど働いたかは、私たちにとって大切なことかもしれないが、患者たちにとっては重要なことではない。

どうして私たちは、こんなにも働かなくてはならないのだろうか？

医者も看護師も現地スタッフも皆、本当に患者たちの期待に少しでも応えたいと思っている。貧しい人たちが財産と人生をかけて、何時間も何日もかけて病院にやって来る。

少しでも早く、一人でも多くの人を治療をしてあげたいと思ってしまう。

「医者も人なり」で、ついつい無理を承知で能力以上の患者を入れ、このような結果を招いてしまったのだ。

どれほど多くの人たちが、わたしたちの恩恵を受けたことだろうか?

しかし、やはり無理の連続のために、犠牲になった人も幾人かはいるのだ。

私にはその人たちのことが忘れられないのだ。

この悲しみと苦しみは、生涯持ちつづけていると思う。


疲弊するスタッフ、患者たちの犠牲をこれ以上生み出さないために、私は、大きく組織を変革することを決心した。

「量」から「質」への転換

これまで私やスタッフは皆、一人でも多くの人たちのために医療を提供したいと、昼夜を問わず寝食も忘れて働き続けてきた。

それは私自身、医師になったその日から今まで変わることはなかった。

一人でも多くの人の病気を治し、一人でも多くの人たちの人生を少しでも豊かにするのだと、私は考えてきた。

これまでの私の医療は、まさに「量」的な概念を中心に据えたものだった。「一人ひとりの人生を豊かにしたい」と十分に意識しながらも、「一人でも多くの人たちを治したい」のだという概念が中心にあったように思うのだ。

しかし、今の私は、そのような考えをとらなくなった。

今の私には、「一人も不幸な人を出したくない」という一念しかない。

どんな理由があるにせよ、元気で歩いてきた子どもが死んで帰ったり、障害を持って帰ったりすることなど、私の人生の中で許容できないのだ。

多くの人が、治療を求めて私のもとを訪れる。しかし、私に治すことができない病気が山のようにあるという事実も、厳粛に受け止めている。

たとえ何もできずに患者たちが帰っていったとしても、どの患者も来る前より悪くなっていることはない。

ただ、彼らは希望を失うかもしれない。だからそれも勇気を持って受け入れている。どうしようもないことなのだ――と自分を慰めている。

「一人でも多くの人を」と、私やスタッフが大変な思いで診察・治療し、苦労に苦労を重ね、結果的にたくさんの人が喜んで帰ったとしても、その過程で、たった一人でも不幸になる人を生み出してしまったならば、それは全体から見たときに、「マイナス」を生み出したことになる。

この「マイナス」は、「プラス」をいくつ重ねても消えることはない。

たとえプラスが少なくなったとしても、一人として不幸な人を出さない医療ができたとしたら、すなわち「マイナスのない医療」ができたなら——、それこそが私が求める「質本位の医療」ということになるのだ。

この「質の医療」を行う過程で、そこにかかわる私たちも確実に「質の高い人生」が保障されてゆく。

なぜなら、一人ひとりの患者に対して丁寧に、大切に接することは、自らの人生そのものにも、同じ態度で臨んでいることに他ならないからだ。

一人でも多くの人を治したいという欲求が支配している状況の中では、どうしても時間やエネルギーを分割してしまい、「質」の概念からどんどん乖離《かいり》していいく。

その時間が長く続くと、結果的に、自らの人生の質そのものを低下させていくのだ。

私は、そして「ジャパンハート」は、「量・規模の医療」から、自らの人生をも豊かにする「質の医療」へと、そのパラダイムを大きく転換した。

「ピラミッド」と「ひし形」――変形する組織

私たちは外来診療や手術をいったんすべて止め、体勢の立て直しに入った。

これまで可能な限り受け入れていた手術を一日五件以内に制限。外来も朝九時から午後五時までに終わらせることを徹底した。それまでのやり方とのギャップに不安はあったが、割り切ってしまえばできるものだ。患者の理解も得られて、大きな混乱もなく再スタートを切ることができた。

人員的にも、現地のミャンマー人スタッフを大幅に増やすことにした。患者や関係者との意思疎通には、やはり現地の人材が欠かせない。

ミャンマーの寺院では、孤児を引きとって育てているので、将来的にはこうした子どもたちもスタッフに受け入れたいと考えている。看護学校などに通ってもらいながら、医療従事者の育成に貢献できれば良いと思っている。

組織の形態も変えた。

「ひし形」の組織である。

通常、ＮＧＯなどの組織は大型になればなるほど、いわゆる「ピラミッド形」になる。

ピラミッドの頂点には代表がいて、上位に位置する者ほど多くの〝情報〟を持っており、下位の者をコントロールする。下位の者もまた、その階層に応じて情報量をコントロールし、さらに下位の者をコントロール下に置く。このような仕組みで組織を運営している。

一方、小さな組織は上も下もなくほとんどの情報がすべてのメンバーによって共有される。フラットな「台形」のような組織構造だろうか。

トップの者がわずかに「情報」を多く持つ程度であり、組織内の地位も曖昧《あいまい》である。

この組織形態は、小さなＮＧＯではきわめて有効だが、ある一定以上の規模の組織になるとコントロールを失う。だから、組織が大型化するに従って「ピラミッド形」に移行するのだ。企業や他の分野の団体でも同様かもしれない。

では、「ジャパンハート」はどのような組織を目指すのか？

私の目指す組織は、変化する形態を持っている。

何か事があった際には「ピラミッド形」になり、完全にコントロールを失わず統制が取れた行動を取る。有事の際に上位下位をはっきりさせることは、初歩的ではあるが極めて有効な方法だと考えている。しかし、ふだんの組織のあり方としてはどうだろうか？

私は、効率からいうと、平時にはこの形は無駄が多いと思う。

下位の「すそ野」にあたる部分で大量の雇用を抱えなければならず、金銭的にも重圧がかかる。

「ジャパンハート」は何かを生産する分野の組織ではないので、大量の雇用からお金を生み出すことはない。また「ピラミッド形」組織は、長い間に必ず官僚化してしまう。通常、上位は長く勤め上げた人で占められることが多く、入れ替わるのはたいてい下位の人間である。官僚化は弱体化の始まりかもしれない。

私の考える組織は、形態的には「ひし形」を理想としている。

平時は「ひし形」の最も厚い中間層を中心に、安定的に活動が運営される。トップから最大数の中間層までのピラミッドの中で、さまざまな事柄が伝達され、コントロールも十分になされる。中間層以下は数が少なく、費用はそのぶん圧縮される。

しかし、いったん事が起これば、大量の人が緊急に雇用され、ひし形の「すそ野」が広がって一時的なピラミッド形になる。そして、トップの方針を確実に受け取っていた中間層が、「すそ野」の人たちをトップの方針に沿ってコントロールしていく。

このシステムに従えば、多くの寄付金も平素は節約でき、緊急時には効果的に使うことができるのではないだろうか。

肝心な「すそ野」をいかに広げるか。

私たちの場合は、日本とミャンマーの両方で、活動に理解を示し、いざというときに支援してくれる人たちを、どれだけ募るかにかかっている。

すべてを吐き出せ

現在「ジャパンハート」のすべてのスタッフは、現地スタッフを除き、無償・無給で働いている。これが今は〝ジャパンハート・スタイル〟となっている。

参加して三年目以上になると、交通費など最低限の必要経費をようやく援助することにした。もちろん給与などはない。

ここでは最低二年間はすべて自己負担で動かねばならない。「ジャパンハート」は彼らのために何も出さない。それぞれの者が貯蓄したお金で、活動に参加する。

私がいつも彼らに言っていることがある。

「若いうちに貯めたものは、お金も含め、いったんはき出せ」

「若いうちに貯めたお金は、せこせこしないで、自分の将来のための投資として使え」

ということだ。

彼らは忠実にこれを実行していく。

私の中には「循環」と「成長」という考えがある。

日本的な考えかもしれないが、人間はプラスのものだけを溜め込むと必ず澱《よど》んでしまう。お金に限ったことではなく、経験もそうである。

自分にとって気持ちいい経験だけを貯めていくと人間が澱む。

だからこそ、うれしいことも悲しいことも経験しなければならないし、お金も貯め込むだけでなく、うまく循環させて使わなくてはいけないと思っている。

人間は本来、強欲なものなので、自分の一部となったものを差し出すことを拒否する。しかし、これはやったほうがいい。

時に人は、全部吐き出したような顔をして、何パーセントかは残しているものだ。私はそれも吐き出させたいと思っている。その残りの何パーセントを吐き出さないと、本当には意味がないのかもしれないとすら思う。それが自然の理《ことわり》というものだと思っている。

私はスタッフたちにこう質問する。

「新鮮な空気を、一番たくさん自分の中に取り入れるにはどうしたらいいか？」

スタッフが答える。

「長く息を吸い込む」

「ゆっくり息を吸う」

「強く息を吸う」

どれも間違っている。自然の理を理解していない答えである。

新鮮な空気を一番たくさん吸い込む方法は、「吸うことを忘れる」ことだ。つまり、吐くことにのみ意識を集中することなのだ。

今、自分の肺の中にある澱んだ空気を残らず吐ききる。息が止まる一歩手前まで吐く。そうすれば吸うことを意識しなくても、勝手に体が新鮮な空気を導き入れる。

少しでも古い空気が肺に残っていれば、新しい空気と混合されて少し澱んでしまう。人は皆、十分に空気を吐き出していない状態から吸おうとするから、入る空気が少なくなるのは道理である。

これは何も体に限ったことではない。それが自然の理なのである。だからこそ、すべてを吐き出すことが必要なのだ。そうしなければ、いつも自分のすべてを出さずに生きていることになり、収穫も少なくなってしまう。人生から十分な利益を還元してもらえないのである。

無償、無給の先

だから私たちのスタッフも、本来はこの活動から何かを得ようと考えなくてもいいのである。

ただ自分のものを出して、出して、ひたすら出し尽くせばいい。お金も時間も経験も出す。後は静かに待っていればいい。両手を広げても受け取ることができないほどのものを、天はそれぞれに返してくれるはずだ。そう心して準備しなければならない。

私がそうであったように。

ジャパンハートの無償・無給の活動は、私のこの哲学によって支えられている。しかし私は思う。この考えは昔、多くの日本人たちが当たり前に持っていたものではなかったのかと。そうでなければ、私がこのように発想できるはずがない。

悲しいかな、今、そのことを若い世代に発信できる人が少なくなった。多くの心ある真の日本人たちが次々と消えてゆく。このような歴史の知恵を次世代に伝えていかねばならないと、私は強く思っている。

もちろん、現実は厳しい。無償、無給を長年続ければ、貧窮してくる。着る服は徐々にその光沢を失い、靴底も減るかもしれない。

長くかかわるスタッフたちの目は、それでも輝きを増している。「成長」や

お腹がボールのようにふくらんでしまった子どもの患者

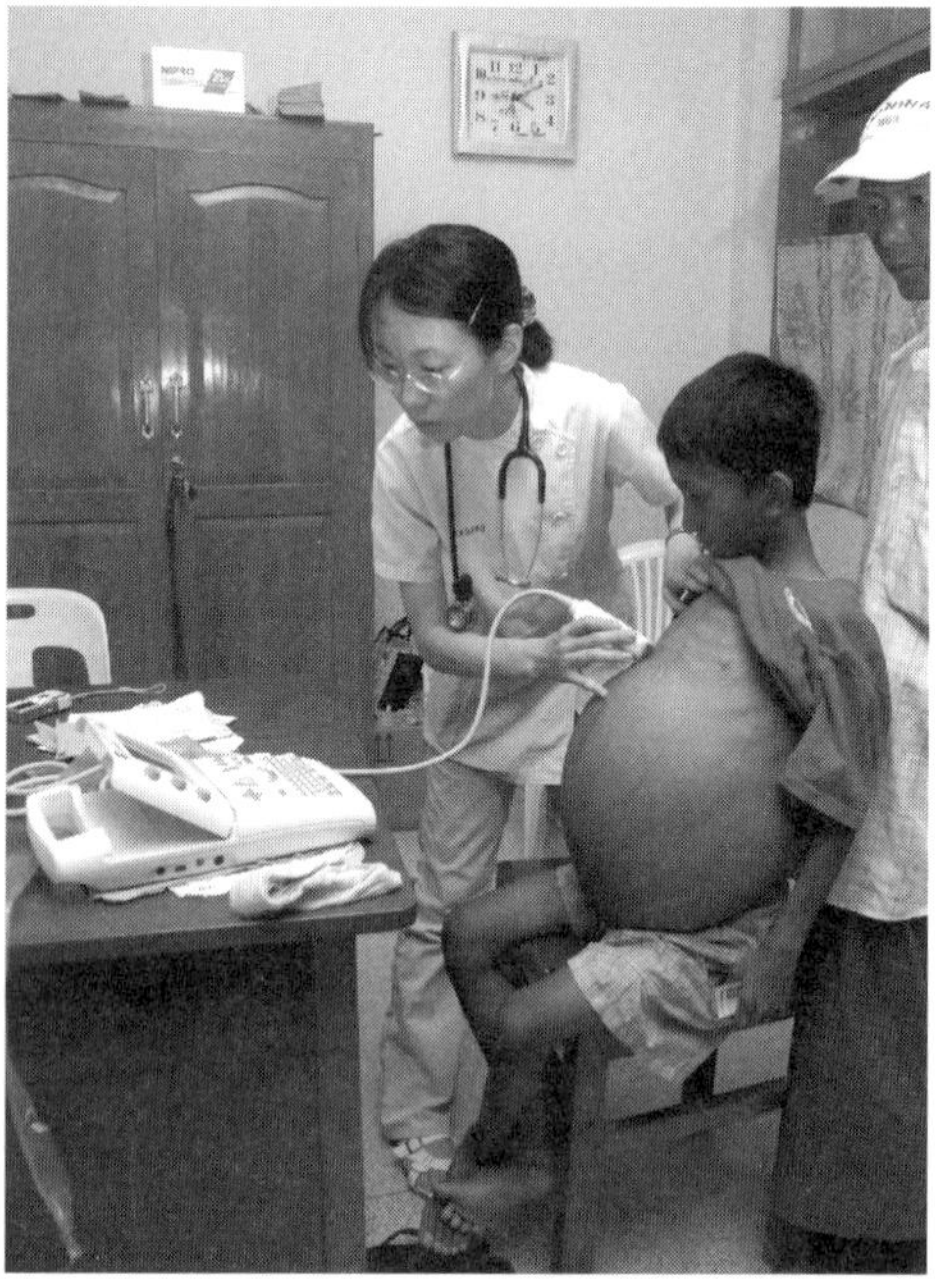

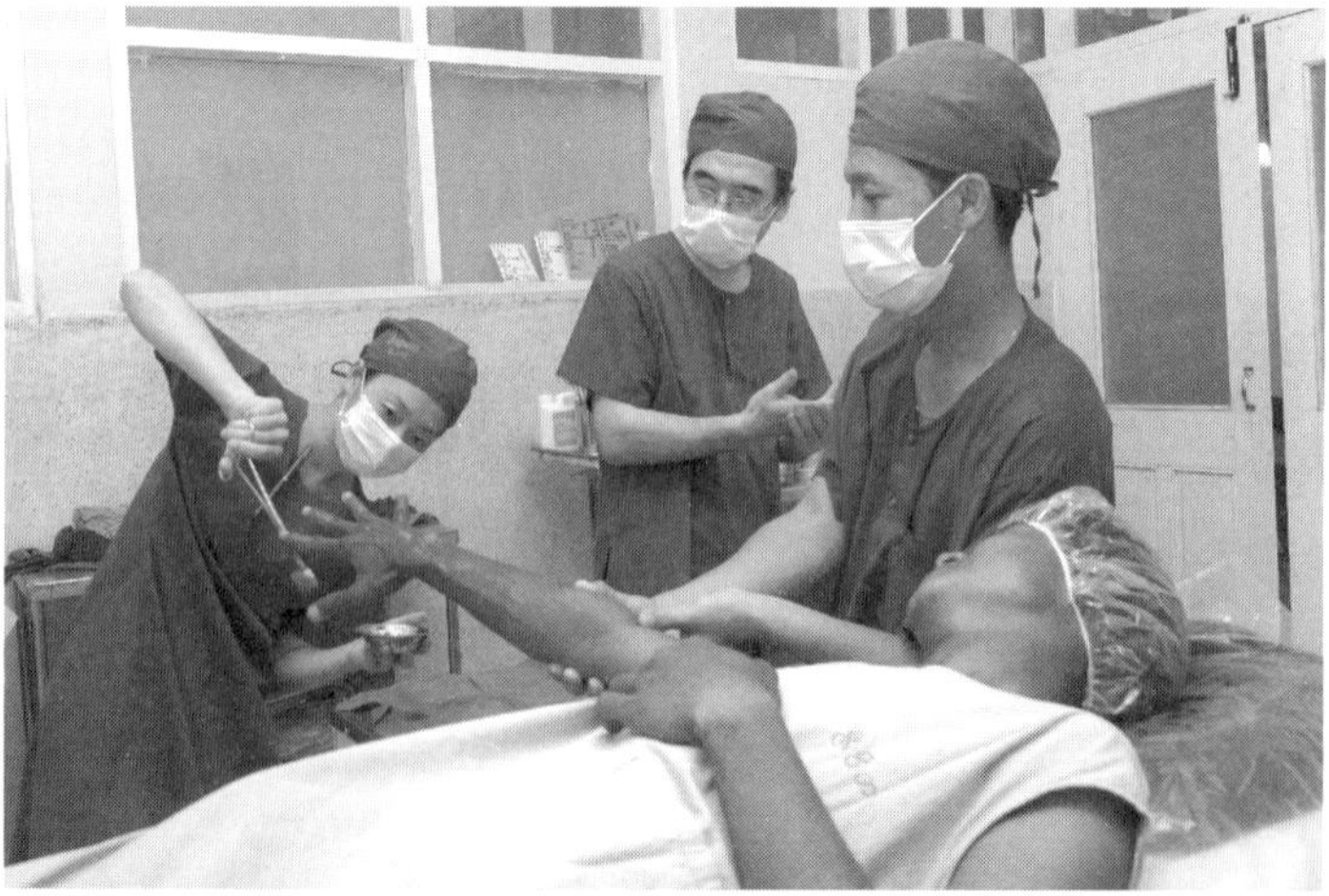

手術室で消毒中の様子

「進歩」を超えて「進化」してゆく。

しかし私は組織を束ねる者として、この状態をどこで収拾するかを考えている。息を吐き続けて、死んでしまわぬように、何らかのシステムを生み出してみたいと思っている。

このような活動をする者たちが飢えぬように。人生をかけて世の中のためにがんばっている者たちが、馬鹿をみないように。

真の国際協力とは

「国際協力・国際貢献をしたかった」

そういう多くの若者たちが私の前を通り過ぎてゆく。

「どうして、そうしたかったのだ」と聞いてみても、もっともらしい答えは返ってくるが、私を納得させる答えには出会わない。「国際的に、何かいいことがしたい」というのは、誰もが一度は思うことであり、特別にその人だけが思っていることではない。

その人たちの中で、本当に「やる」人は一握り。その一握りの中でも、「自分の人生をかけてやり続ける」人間など数えるほどしかいない。多くは自分たちが傷つかない程度に、人生のひと時をこの活動にあてがうだけだ。

まだ私が研修医だったころ、初めてミャンマーに出発する直前に、同期の医者がこういったのを今でもはっきり覚えている。

「学生のころから今まで、国際協力を将来やりたいのだという学生や医者たちにたくさん出会ってきた。しかし、本当にそれをする医者に初めて出会った」

今でも現状は大して変わらないのかもしれない。しかし昔と違い、最近は多くの団体が国際協力活動をしており、気軽にそれを〝かじる〟程度の機会は増えているように思う。

しかし、それに「人生をかけて」かかわっている人間から見れば、そんな人たちと自分は、異分野の仕事をしているように感じられる。たとえ同じように患者を診察し、治療していても別の次元を生きているように感じてしまう。

私は、なかばあきらめの心境になりながら、どうせ私と同じような人生を歩むことが難しいのなら、この道を来た者とその恩益を受ける現地の人が、ともに真に豊かな人生を手に入れることができる道を開きたいと思っている。流行《はや》り廃《すた》りや、名誉や地位、ましてやお金を求めるだけのつまらない国際協力などにではなく――。

参加者たちに「いったい何を経験しましたか？」と問いかけたとき、「こんなに多く患者を治療してきました」「こんな珍しい手術を経験しました」では、本当にもったいないことだと思う。

「それがあなたの人生に与えられた、本当に大切なものですか」と思ってしまう。その程度のことなら、私は日常的に経験している。日本にいても同じような経験ができるかもしれない。

もっと深い何かを、もっと人生にとって意味ある何かを、私は彼らに残したい。おそらく、長い間私のもとでがんばってきた者たちならば、必ず次のように答えてくれると信じている。

「私が長い間かかって得たものは、本当に自分が至らぬ人間だと知ったことです。豊かさとは、目に見えぬ測れぬもののことであり、それを大事にしなければならないのだとわかりました」と。

大切なこととは、得なければならないこととは、本当は何なのだろうか？

真の国際協力は何のためになされるのだろうか？

どうせ私たちの人生など短いものだ。私たちがやった仕事など、どんなに誇ってみても、世界の中では針の穴ほどのほんのわずかなことに過ぎない。

だからこそ自分の成したことを、ことさらに誇ったりするのは賢い人間のすることではない。

どうして医者になったのか

「どうして医者になったのか」と思うことがある。

若き日、貧しく不遇な人たちのために働き、助けてあげたいと思った。どうして傲慢《ごうまん》にも、「助けてあげたい」などと思ってしまったのだろうか？　人が人を助けるという発想自体が、傲慢なのかもしれない。私にはそんな能力などなかったのだ。

いま私は悶絶《もんぜつ》している。

医者になってしまったその重さに、打ちのめされている。

人の命を扱うことの恐怖におののいている。

「何で医者になってしまったのだろう」と、心から思っている。

人間は未来のことなどわからない。だから私もやってこれたのだ。人からはときにその勇気を称《たた》えられ、時にその無謀さを中傷される。しかし、私から言わせれば、単に無知だったのだ。

何も知らないから、恐怖などという感情も起こりはしなかった。だから事態はいつも突然、私に襲いかかりあたふたする。

もう一度人生をやり直せたら、私はたぶん医者にはならないと思う。

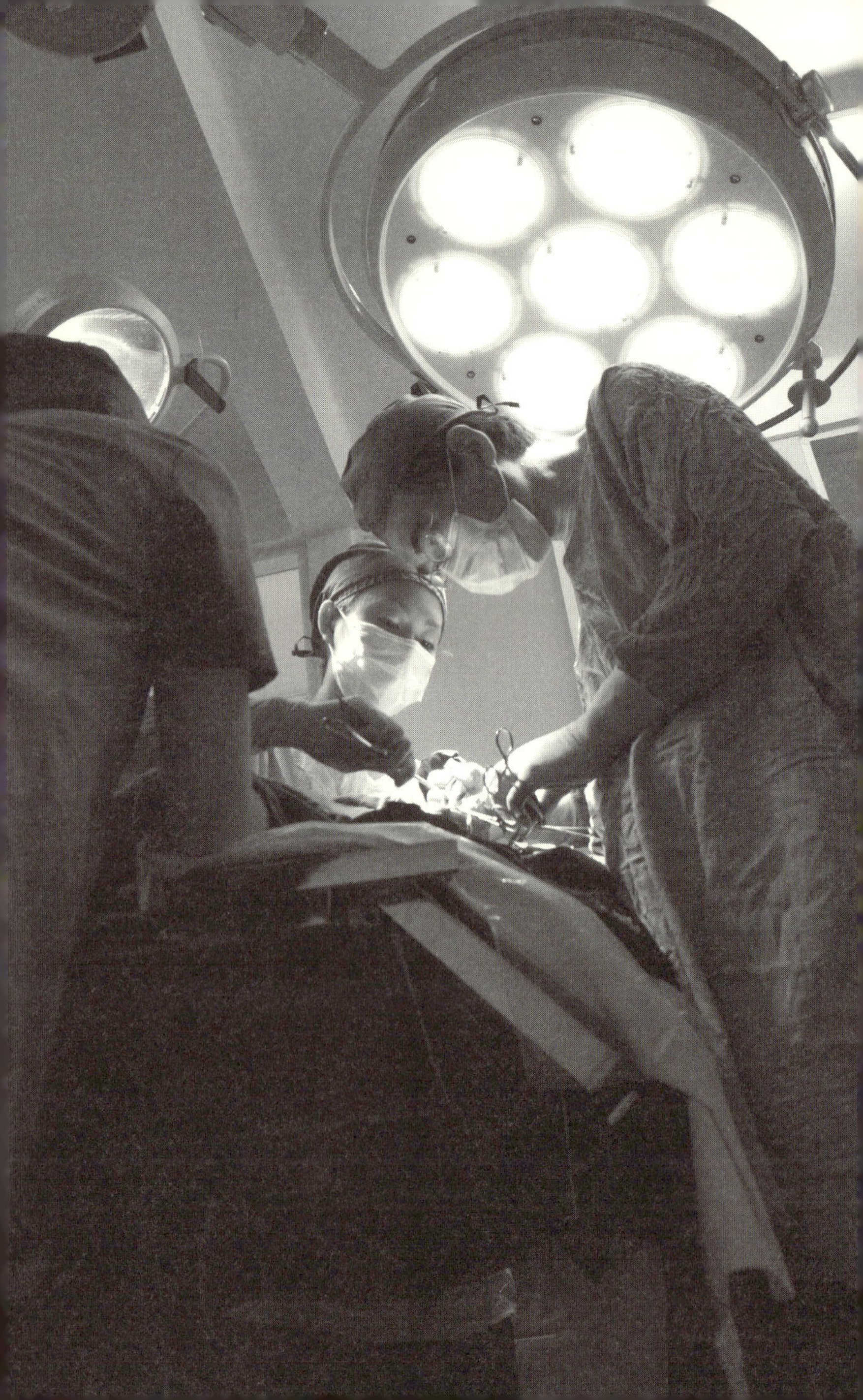

今ではその責任の重さを、心にも体にも染みつくほどに知ってしまったからだ。人の命や人生を背負うなどということは、そんなに簡単にできるはずがない。人の命というのは時に強くたくましいが、時に泡のようにつかみどころがなく、そして脆《もろ》い。

そっと、そっと包み込むように両手を添えて受け止めないと、すぐに消えてなくなってしまう。そのことが、二十年近く医者をやってきてわかったのだ。

幾人の子どもたちを、幾人の患者たちの死を見送ってきたことだろう。

そして見送るたびに私は自分に呟《つぶや》く。

「何で医者になったのだ。何で医者になってしまったのだ」

このように消えゆくはかない命を幾重にも経験して、私は、体で〝人間の尊厳〟というものを実感した。

もし私の子どもたちが将来医者になりたいといえば、間違いなく反対すると思う。そんな職業は普通の人間では勤まらないから、やめておけということだろう。

しかし、私はこの先も医者を続けていくことだろう。

なぜなら、私のもとでなくなっていた子どもたちや患者たちの命を背負ってしまったからだ。医者をやめてしまえば、彼らの死は、悲しい死として、その意味が固定されてしまう。

彼らの死を意味ある死にしなければならない。

悲しい死を、悲しい死のままで終わらせるのではなく、その死が再び誰かの生を生み出してゆかねばならない。その責任を私は背負ったのだ。

彼らの死が、私の中で経験として蓄積され、誰かの生のために使われたその時、その死が昇華されてゆく。

断崖から見える景色

背負ったリスクに対して報酬が与えられるのは、人生にも当てはまる。

十分な内容の、豊かな人生を歩みたければ、ある程度の危険も覚悟しなければならないのかもしれない。

リスクを極力排除した人生は、安定しているかもしれないが、豊かさを失う。豊かさは人生の起伏に対して認識するもので、安定しすぎた人生はすでに豊かさを失っている。

毎日ご馳走《ちそう》を食べても、本当にそのありがたさを認識できない。飢えを知れば人は、食べ物のありがたさを知る。その落差を豊かさというのであって、味のよしあしは本質的な豊かさではない。食べ物があるかないかが決定的な豊かさの基準になる。

健康の豊かさを知りたければ、大きな病気をしてみるとすぐわかる。本質的な豊かさとは、命があるかないかだと認識できる。

他人の苦しみを見るだけでは、知識にはなっても知恵にはならない。

体験こそ、すべての産みの親である。

危険を認識した果敢な体験の連続こそ、豊かさの源泉なのである。

私は「ジャパンハート」を創ってみて初めて、人生はかくも美しきものだと知った。

一九九五年から私はミャンマーで医療を始めたが、二〇〇四年に「ジャパンハート」を創るまでは他の団体に所属していた。

九五年当時、その団体からは派遣者に対して一月七〇〇ドルの給料が出ていた。日本人の医者にとってはたいした額ではなかったが、途上国の医者たちにとっては魅力的な額だったに違いない。

私は途上国での医療活動に参加するに当たって、はじめから当然、無給でやるのだと決めていた。それが当たり前だと思っていた。

そのために十分ではないが、日本で数年働いて蓄えをしていた。ボランティア活動とは、そんなものだと思っていた。だから当然、その七〇〇ドルの受け取りも拒否した。お金で自分の人生の価値を取引したくなかったのだ。

お金というのは当然、報酬だから、七〇〇ドルもらえば「自分は七〇〇ドルの価値を生み出したのだ」と認めることになる。

私が生み出す価値はその程度ではないと信じたかった。だからそのお金を受け取りたくなかったのだ。

何度も拒否したが、会計上どうしても受け取ってもらわなくては困るといわれ、渋々受け取った。しかしどうしても納得できず、結局そのお金で薬を買った。そして最終的にいくらか足して村に診療所をつくってしまった。

当時私に接する人たちにこの話をしたとき、皆、私に対してかなり敬意を払ってくれた。

私自身も、自分は同様な活動に従事する他の多くの人たちと一線を画した存在だ、と認識したいと思っていた。

私の存在価値は、お金などでは計れないのだ――と。

その後も発生する給与はすべて診療のために投入した。一円たりとも自分のものにはしなかった。

しかし、今の私から見ると、当時の私は「断崖」には立っていなかった。

人生の真の美しさを知らずに生きていたと思える。

二〇〇四年、私はその団体と縁を切り「ジャパンハート」を自ら立ち上げた。そのために財産はすべて投入した。このとき私は震えるほどの恐怖とともに「断崖」に立っていた。

十年前の私など、この断崖の十メートル手前にいたのだということがわかった。そのころの私は安全な場所に身を置き、小手先の勝負をしていただけだった。背負ったリスクは、せいぜいわずかな出費と数年間の安定を捨てることぐらいで、大きなリスクなど背負っていなかったのだった。

この道の先に、信じられぬほどの深い断崖がある。

そこから見えるのは、この世のものとは思えぬほど美しい景色で、美しき鳥たちが飛びかい、美しき滝が水しぶきを上げながら落下する。

人間生まれたからには、一度はこの景色を見たほうがいい。それほど価値あるものだ。

今、私はこの断崖に立ち、その景色を見る。

足もとはその不安定さゆえにふらつき、一歩間違えれば、私の存在のすべてが消滅してしまう。

それほどの恐怖を抱えながらこの景色を見る。この景色は、本当に美しいのだ。

十年前の私には、鳥の鳴き声や滝の轟音《ごうおん》が聞こえ、水しぶきはわずかにやってくるが、その景色は決して見えない場所にいたのだ。

今、私はすべてを手放してその断崖に立つ。

わかるだろうか？

わからないだろう。

見えるだろうか？

決して見えないだろう。

私は、導師のようにここへ人を誘う。

この場所に立てと誘う。

わが身を失うほど、危うく生きろと誘う。

生まれてきたからには、一度はこの景色を見ろと誘う。

多くの者が、十年前の私よりずっと向こうに見える。

そこからでは、滝のしぶきすらかからないだろうと、私は揶揄《やゆ》する。

顔の奇形でいじめられ、隠れるように生きてきた子どもがいる。うつむき、決して笑わず、涙を浮かべていた子どもが、治って帰ってゆく日、その瞳の奥に私はその景色を見る。

死にかけた赤ちゃんが助かり、母親の胸に抱かれ、元気におっぱいに吸いつく光景に、私はその景色を見るのだ。

日本から来た多くの若者が、朝から夜中まで文句も言わず、無償で貧しき人たちのために働く姿に、その景色を見るのだ。


私は、私は今、すべてを手放してこの断崖に立っている。

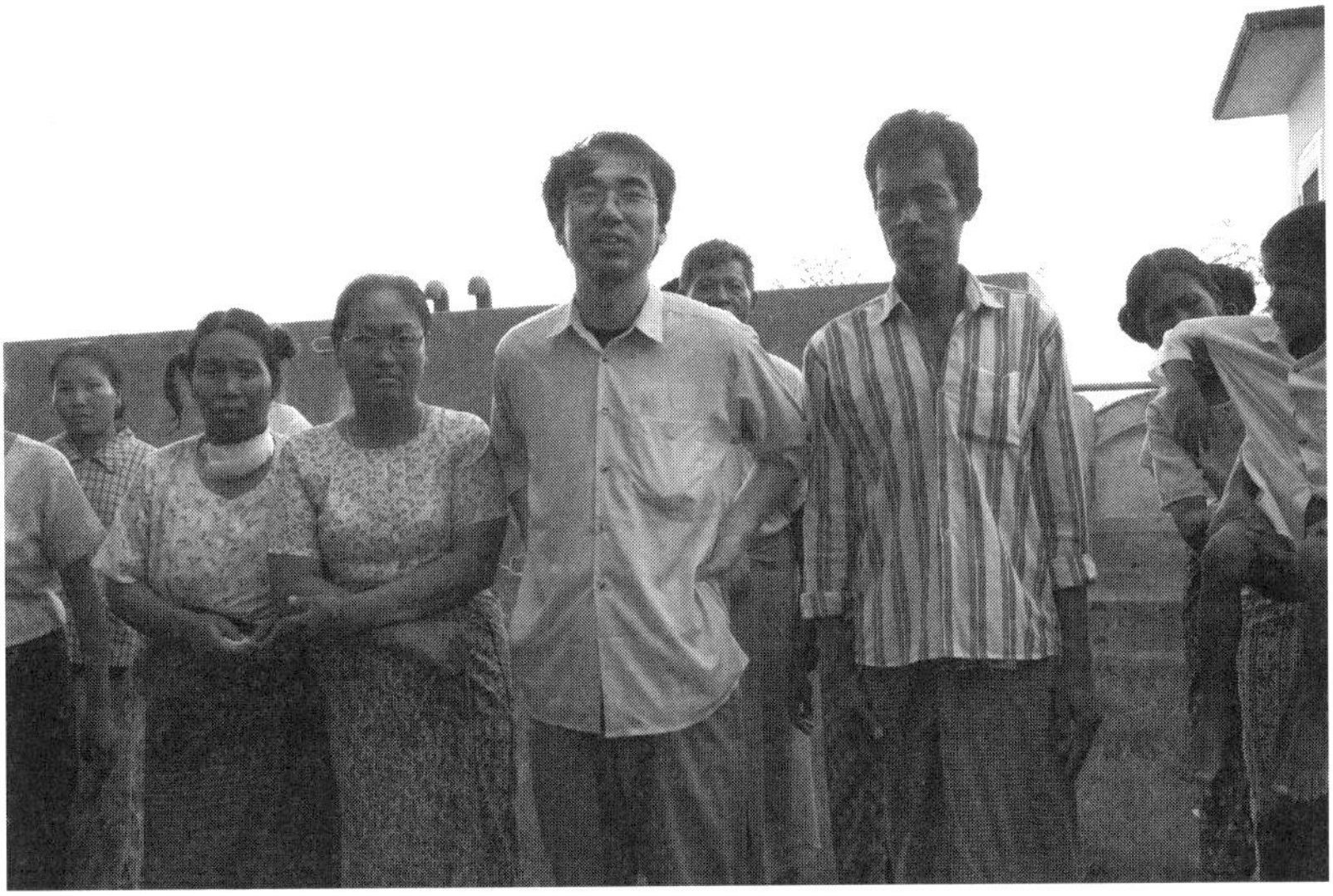

患者さんやその家族たちと

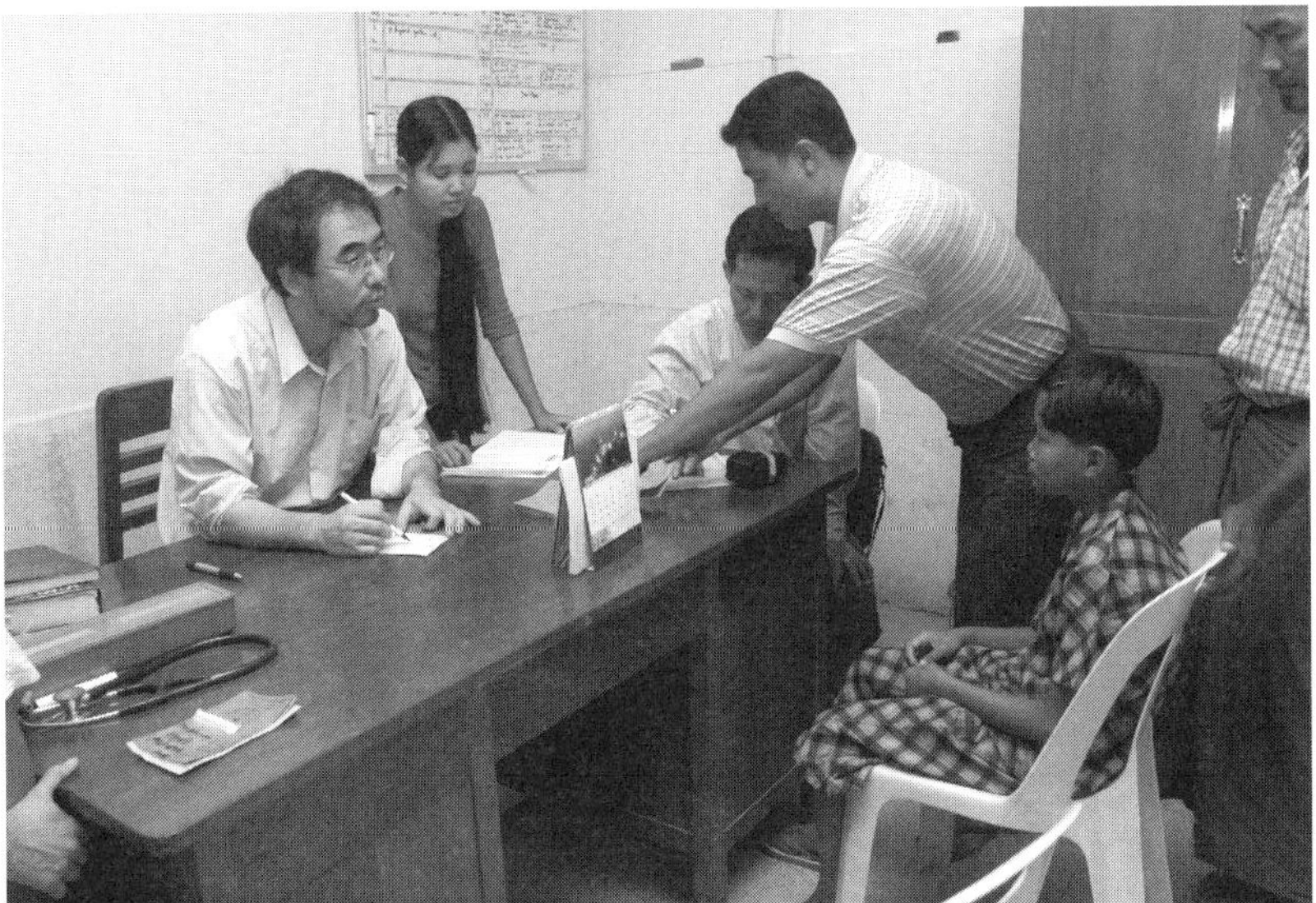

来院した子どもに問診

勇気を持って、一歩前へ

よく「どうして、このような活動を続けることができるのか」と聞かれることがある。

私に言わせれば答えは至ってシンプルだ。

私は「やる」。

あなた方は「やらない」。

ある人は、自分も私と同じような気持ちがあるが、お金の問題、就職の問題、家族や人間関係の問題などがあって、私のように行動できないでいるのだという。同じ問題は私にもある。それでも私は「やる」。そしてその人は「やらない」。自分には経済的なバックアップがないが、私は妻が経済的にも支えてくれているからできるのだという人もいる。

それはそうかもしれない。しかし、もしそうでなくとも私は「やる」。たぶん私の妻も、夫は同じ行動をとると答えるだろう。

大切なのは決心することなのだ。「やる」と決心することなのだ。

そこからすべての縁は生まれる。

もしかしたら、その人にとって次々と訪れるのは、「やれない理由」ばかりかもしれない。

しかし「やる」と決心してみることだ。その決心があれば、「やれる理由」が少しずつ現れてくる。

お金の問題が心配でも、決心すれば問題が解決する知恵を、人は生み出すことができる。やらなければその知恵は永遠に生まれない。就職の問題、人間関係の問題だってすべて同じである。

その達成のために必要なものは、すべて与えられると信じること。そのとき、目の前に道が割れるように開けてゆく。

どうせ人間生きてせいぜい百年の人生だと割り切り、やりたいようにやってゆく――。

私の妻は、私だから与えられたのだ。臆病になって「やらない」人間には与えられない。私の「やる」という決心が、妻との出会いを生んでいる縁になっているのだ。

ただひとつ、あなたがこの活動を人生の一時期でも本気でやってみたいと思うならば、「まず一歩踏み出せ！」ということだ。

自分の人生が何者からも自由になり、自分の選択で生きてゆくことの喜びを得られる方法は、ただ決心し、一歩踏み出すことに尽きる。

今あなたがいる場所から見えている景色は、一年後のあなたがいる場所から見えている景色ではない。

わかるだろうか？

しかし、あなたは今見えている景色が、一年後も見えていると錯覚し、怯《おび》えている。

一歩踏み出せば、景色が変わる。

世界が変わる。

不安と恐怖を抑え、勇気を持って一歩踏み出す。

私は、いつもそうしている。

いくつになっても、いつになっても、何事をなそうとしても、そのくり返しに過ぎないのだ。

悩む時間は、大きな時間の損失を生む。寿命は限られている。時間とはエネルギーのことだ。悩む時間はエネルギーの損失を生み続ける。

さあ、勇気を持って、一歩前へ。

世界があなたを歓迎していることがわかるだろうか？

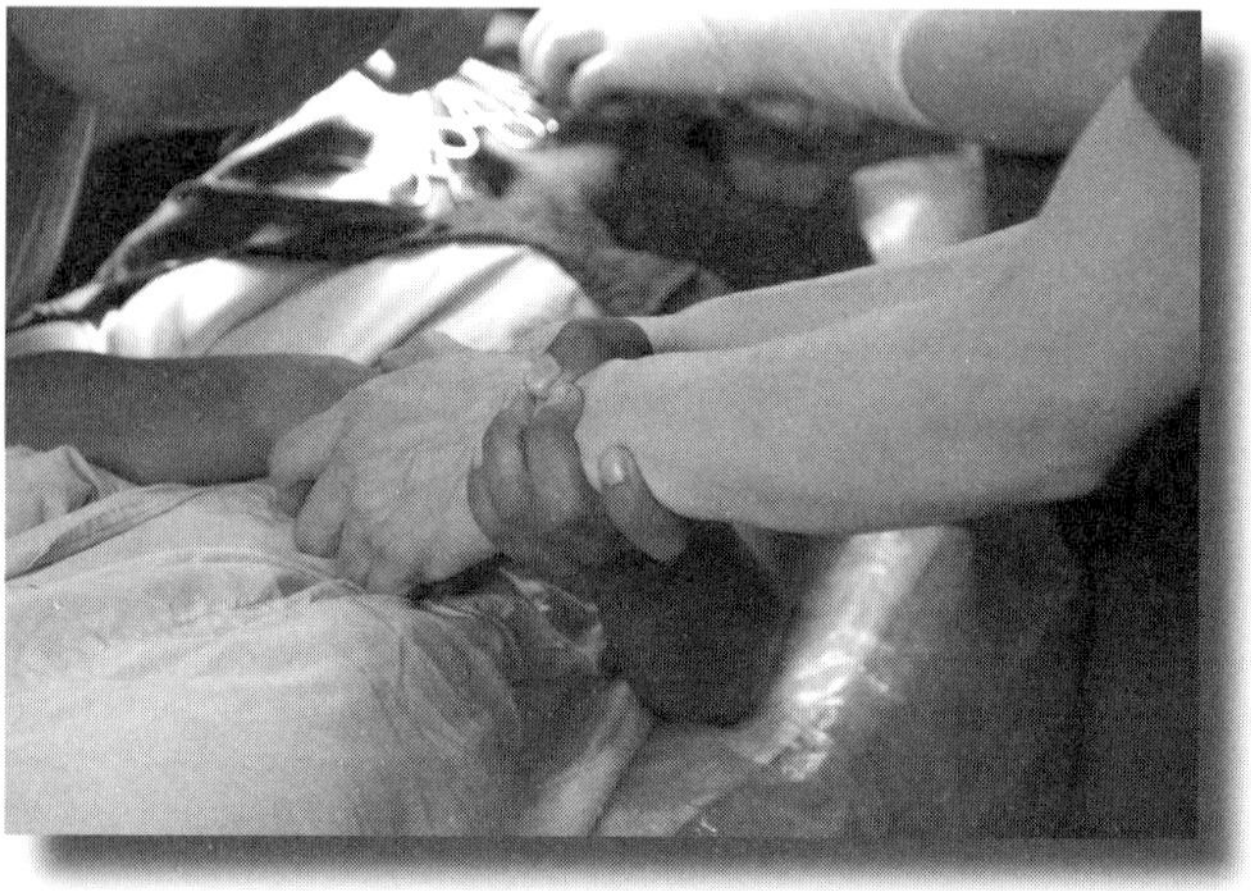

あとがき　そして謝辞

今の私の医者としての医療感を形成した要因として、ミャンマーでの人々との関わりが大きいのは言うまでもありません。一九九六年頃、私などよりもっと腕のいい医者に治療させてあげることができれば、この人たちはどんなにか救われるだろうとよく思ったものでした。自分の実力は自分がよく知っていたのだと思います。

しかし、ミャンマーの人々はそんな私にさえ全幅の信頼を置き、すべてを任せてくれました。本当にありがたいと同時に申し訳ないと今でも思っています。私は日本でも大差ない経験をしてきたかもしれません。私が医者になった頃は、日本にもまだそのような医者と患者の関係がどこにでもあったのです。

「医者は患者によって育てられる」は真実だと思います。だから病気でなく、ひとりの人間として患者をみなければならないのです。何を食べ、何を悩み、どのような人間関係を持っている人なのかなど、それを知ることは大切なことなのだと、長い間、医者をやってようやく知ったのです。

私には医者をやる上で、忘れられない三人の恩師がいます。

ひとりは、二十歳代の頃、「小児」の道に誘っていただいた岸和田徳洲会総合病院の橋本卓先生。この方からは、本当に黙々とひたすら地域医療に尽くし一小児科医として子どもたちの健康を守り続ける医者の姿を教えてもらいました。

つぎに、理論的に医療を行うことの意味と、分娩のすばらしさ、大変さ、安全な分娩に対する先進的な取り組み、そして産婦人科の社会的役割を昼夜を問わず示し続けておられた湘南鎌倉総合病院の井上裕美先生。

最後に、私が専門とした小児外科で、国立病院機構岡山医療センターの青山興司先生。

圧倒的経験値を誇り、時代に愛された小児外科医。術野を支配する安定感は、どの医者にも感じたことがないものでした。この先生に会えたことで私はただの技術屋にならずにすんだと思います。どうせどんなに手術がうまくなっても、小児の手術は神に愛されたこの人には及ばないと納得できたからです。

だからこそ、もっと違う何かで医者として挑まなければと思ったのです。

そして、患者たちです。今でも何度も思い出す顔がたくさんあります。私は誰よりも多く投げ、そして誰よりも多く敗戦を喫している投手のようなものです。手痛いシーンは今も心を掴んで放しません。しかし、否、だからこそ私はこれから大きな反撃に出てやろうと思っています。私の心にはいつも輝くトロフィーのようにこの人たちの命が飾られています。

苦しくなったとき、その命のことを思い出し、あの時より苦しいことは人生に存在しないのだからと、いつも自分に言い聞かせ前に進んでいます。

私は弱い人間なので、失敗を恐れずに前に進めとは、大きな声では本当は言えません。本当に辛いことがあれば身をかがめ、震えながらその苦しみが通り過ぎるのをただ耐えて待つのが常なのです。しかし、私はあることに気づいてしまったのです。

それは、人生の豊かさとは、その人が経験した苦しみ悲しみと、喜び幸せの落差のことなのだということです。

だから決して何があっても大丈夫ということではなく、誰もがそうであるように苦しみ悲しみながら人生を送ることになりそうです。たったひとつ今までと違うのは、勇気を持ってその苦しみ悲しみを受け入れる心積もりができたことです。

私は誰よりも豊かな人生を送りたい。

だから苦しみも悲しみも勇気を持って受け入れます。

吉岡　秀人

〈現地ルポ〉〝イバラの道〟で輝く医療

ジャーナリスト・関口 威人

ぼさぼさ頭に無精ひげ。よれよれのシャツ。だぼだぼのズボン。うつむき加減で猫背になって、右手で右ものあたりをパンパンとはたく。気持ちを切り替えているのか、何かを祓《はら》い落とそうとする儀式なのか。

そんなお決まりのスタイルで、吉岡秀人医師は廊下をすたすたと歩いてくる。やわらかな陽光が斜めに差し込み、薄緑色に塗られた柱や壁を明るく照らす、朝のワッチェ慈善病院。

「夜中はずーっと起きていて、朝五時ぐらいまで寝られないんです。考え事してるだけ。本はなかなか読めないんでね。電気が通らなくて真っ暗だから」

寝ぐせのはねた頭をかきながら、吉岡医師は苦笑いした。

朝の遅さは有名だ。すでに「ジャパンハート」の看護師たちから聞かされていた。始業時のミーティングにも、吉岡医師は出てこない。

そこは、もちろん戦略でもある。朝一番で吉岡医師が指示を出せば、スタッフたちはそれに従って一日を進めてしまう。若い彼ら、彼女らの自発性を最大限引き出し、「進化」を促す吉岡流の手法。本書をお読みになった読者なら、すぐに理解していただけるだろう。

しかし、若いスタッフたちも心得たものだ。

私がワッチェに滞在中、こんなことがあった。

スタッフたちは起床後、日の昇る前に寺の境内を掃除したり、朝食の準備をしたりする。その後、宿舎の外の施設で、朝の瞑想《めいそう》をするのが日課だ。ほぼ全員でそれを終えて、朝食をとるために宿舎に戻ると、入り口のカギが閉まっていた。その場にいる誰も、カギは持っていない。誰か他のスタッフがカギを掛けたまま、先に病院に行ってしまったらしい。

中にいるのは、吉岡医師だけ。

「せんせー」

二階にある吉岡医師の部屋に向かって声を張り上げるが、一向に返事はない。しびれを切らした男性スタッフが、壁伝いに二階に上がり、開いていた窓から中に侵入。内側からカギを開けた。

やれやれ、まったくもう――。そんな看護師たちの声が、やわらかく吉岡医師に当てつけられた。熟睡中だった吉岡医師は、知るよしもなかっただろうが。

聖人君子でも、カリスマでもない。

むしろ、喜怒哀楽をともにして、悩み、苦しむ姿をさらけ出す「人間・吉岡」が今、現代っ子の医師、看護師たちを惹《ひ》きつけている。本書で明らかにされている吉岡医師の不遇な生い立ち、壮絶な生きざまと磨き上げた哲学は、その等身大の魅力を裏付けるものとなっているだろう。


一方で、人なつこい笑顔の裏にあるもの。それは過酷なミャンマーという国の現実と、「いのちを救う」ことの、常人では耐えられぬほどの重さだ。

吉岡医師とともに、最初の活動場所であるメッティーラを訪れる機会があった。

「ジャパンハート」が所有する小型四輪駆動車の荷台部分に乗り込み、ワッチェの病院を出発する。喧噪《けんそう》にあふれる街、カラフルな野菜や果物を求める人でにぎわう市場を抜けると、ほとんど未舗装のでこぼこ道が広がった。体はトランポリンに乗っているように上下に弾み、頭は何度となく車の天井部にぶつかる。もうもうと巻き上がる砂煙にむせびながら、ひたすら続く赤い大地と緑の低木を凝視する。

四時間がかりでたどり着いたのは、広場に面して粗末な木造家屋が点々と並ぶ小さな村。その奥に、吉岡医師が使っていたという診療所があった。トタン屋根の張り出した、十畳ほどの掘っ立て小屋。

残念ながら、現在も住み込んでいるという助産婦らは不在で、内部を見ることはできなかった。それでも、日本の医者がまともな医療をする現場でないことは、十分うかがい知れた。

悪路に揺られ続けた疲れと暑さで、体に力は入らない。吉岡医師と私は、診療所の横に二つ並んでいた小さな肘《ひじ》掛けいすに腰を下ろし、背もたれに体を預けた。トタン屋根の天井を仰ぎ見ながら、吉岡医師はこんなエピソードを語り始めた。

ある日、この診療所に巡回に来ると、「ヤシの木から落ちた」という男性が運び込まれた。体を打っただけではない。持っていたカマで、片手の手首がすっぱりと切れていた。

意識はあったが、切り口からは鮮血がどっと吹き出している。吉岡医師は何とか止血の手当てを始めた。すると突然、男性が口からぐわっと大量の血へどを吐いた。

まずは体に酸素を送り込まなければ危ない。むろん、酸素マスクなどあろうはずはない。

この、出自の分からぬ血まみれの男性に、人口呼吸ができるか――。

吉岡医師は、そばにいた村人に、人口呼吸を指示してしまった。

数時間の治療の後、男性は息絶えたという。

「普段から命は大切に、なんて言いながら、おれは何をやっていたんだと悔いた。それでも患者の家族は喜んでくれた。最後まで治療してくれてありがとうと」

かみしめるように、吉岡医師は言葉をつないだ。

「自分の強さも弱さも思い知った。とにかくここでは、他人のせいにしてはいけない。すべて自分で引き受けるんだ」


帰り道も当然また、悪路だった。体がみしみしと痛んだ。

しかし、吉岡医師は平然と言う。

「四カ所選んだ診療所のうち、ここが一番来やすい場所なんですよ」

肌を焼くミャンマーの日差しに耐えられぬように、吉岡医師の経験に自分を重ねようとしても、心がひりひりと痛んでつらくなる。

「ジャパンハート」の医師、看護師たちは、触れれば火傷《やけど》しそうな、こんな吉岡医師の心に少しでも近づこうと、日々悪戦苦闘しているはずだ。

多くはまったく近づくことができずに、挫折感を味わいながらワッチェを後にするだろう。また多くは、近づけたと思ったところで、意外にも冷徹な、閉ざされた心の一面も感じて、戸惑うに違いない。そして残りの何人かは、それでも一歩、二歩近づこうと、這《は》い上がろうとするのだろう。

吉岡医師が好む山登りのたとえで言うと、こういうことだ。

若い彼らは五百メートルの高さから、二千メートルの高みにいる吉岡医師を見上げる。吉岡医師の言っていることは、はっきりとは聞こえない。しかし、山の向こうに発し続けられているその言葉は、魅惑的な鳥になり、幻想的な虹になる。いつしかその景色の全貌《ぜんぼう》を見られるはず。そう信じて、山を登り続ける。一生をかける覚悟で——。

一筋縄ではいかない一種の心の二面性、いや多面性は、ミャンマー人の心のありようにも通じるところがある、と私は思う。

周知の通り、現在のミャンマーは軍事独裁政権下にある。対外的には固く閉ざされ、二〇〇七年のビデオジャーナリスト長井健司さん射殺事件の影響もあり、特に日本人にとっては最も「怖い」国の一つとなっている。

しかし、外から見たイメージと、内部の現実とのギャップもまた、現代ミャンマーの特徴だ。

ワッチェのような辺境に近い村まで来ると、そこはのどかで、牧歌的な雰囲気さえ漂う。人々は皆にこやかで、とても身の危険など感じられない。

「ジャパンハート」の医療を求めてやってくる患者たちも、それぞれに病や傷を負いながら、表情は決して暗くはない。むしろたくましく、目は生きる「光」に満ちあふれている。日本の豊かさとは何だろうと、考えずにはいられない。

ただし、やはりそこには、軍事政権の「影」が見え隠れする。明るく酒を酌み交わしていた人たちも、ひとたびこちらが政治的な話題を振ると、さっと表情を変えて、たしなめる。そのそばで、耳をそばだてている何者かの気配を感じる。

笑顔をつくる皺《しわ》には、苦悩と抑圧の歴史が、深く刻まれているのだ。

それは、「ジャパンハート」の活動にもずっと影響し続けている。

患者たちが深い感謝の念を示すその一方で、知らず知らずのうちに設けられているさまざまな障害。駆け引きと、疑心暗鬼。それらを受け入れてなお、この国と向き合い、病んだ人、傷ついた人たちに献身する。

「心の医療」とは、なんとイバラの道なのだろうか。

それでも、吉岡医師は、彼ら、彼女たちは挑戦し続ける。

最初は、

「自分の能力を生かしたい」

「医師の指示を待つ看護師には、なりたくない」

という動機から。

やがて、

「医療とは、人と人との関係の中で成り立っている」

「患者と医療者は、互いに支えあって存在している」

「医療者の幸せとは、患者の幸せがあってはじめて存在しうる」

といった理解に変わる。

ほこりにまみれ、汚物にまみれても、「ジャパンハート」のスタッフたちは一瞬一瞬を、輝かしく過ごしている。

その輝きが、ミャンマーを、日本を、そして世界を明るく照らし出すよう、切に願う。


本書は、一つの通過点の記録である。

吉岡医師自身、「僕の考えは、常に変わっている」と宣言する。

ただ、吉岡医師は「言霊《ことだま》」を大事にする。

言葉の持つエネルギーを信じて、力強い言葉を意識して紡ぎ出す。そのエネルギーを、本書から感じていただきたい。

私も本書の編集に協力させていただく機会を得たことで、目の前に見える世界の景色が変わった。

自分の考え、物事への取り組み方の甘さを思い知らされた。

それに気づかせてくれた吉岡医師、そしてすべてのスタッフに、心から感謝の念を伝えたい。

最後に、本書の編集作業中、吉岡医師の父が危篤状態に陥ったことを付け加えておかなければならない。この稿を執筆している段階でも、容体の変化は伝えられていない。吉岡医師は、ヤンゴンで重篤な患者の治療に当たっている。

この壮絶な運命。

お父上の、無事の快復を心から祈念して、筆を置きたい。

Japan Heart

ジャパンハートの基本理念

「医療の届かないところに医療を届ける」

世界には、医療が届きにくいところが３つあります。

ひとつは、海外。

ひとつは、日本国内の僻地や離島。

ひとつは、死を待つ子どもたちの心。

この３つの場所に医療を届けること。

それがジャパンハートの仕事です。

＊ジャパンハートの3つの事業

「ジャパンハート」は、医師を中心とした医療部「ジャパンハートインターナショナル」と看護部「海を越える看護団」の2つから成り立ち、活動しています。2008年にはNPOの認可が下り、「特定非営利法人ジャパンハート」となりました。事業内容は「海外医療事業」「国内僻地離島医療事業」「こころの医療事業（ライフサポートプログラム）」の3つに分かれています。

■海外医療事業　貧しさから医療を受けられない人々へ、無償の医療提供。

わずか数十年前の日本人の平均寿命は、男性が約45歳、女性は約47歳でした。それは医療が十分に発展しておらず、また貧しくて医者にもかかれず、多くの幼い子どもたちがなくなっていたためです。そして現代でも。ミャンマー、カンボジアなどには、かつての私たちと同じ悲しみを抱えている人々がたくさんいます。

私たちはその国々で失われゆく命をつなぎとめるため、無償で医療活動を行っています。

ミャンマー事業

サガイン地区ワッチェ慈善病院において、保険制度のないミャンマーの現地住民に対し、安価での医療提供を行っている。2008年度外来患者数は延べ4000人、手術件数も約900件を越えている。

また、マンダレー地区において寺子屋4校における保健・衛生教育活動を開始した。子どもたちが健康で学業に専念できる環境を整えることを目的として、保健室の整備、医師による健康チェック、身体測定、そして寺子屋の僧侶や教師・生徒に対する保健・衛生指導を行っている。

今後は新たに3つの活動を予定している。

一つは、「ミャンマー子ども医療支援プロジェクト」である。これは病気を持った多くの子どもたちに医療を受ける機会を与えることを目的とし、ワッチェ病院にて治療・手術を受ける十八歳までの子どもに対し、入院費用・治療代・食費の全面的サポートを実施する予定である。

二つ目に、サイクロン被災地における、子ども教育支援である。サイクロンによる孤児たちが自立できる年齢に達するまで学業を続けながら健康面・精神面において安定した生活が送れるよう長期的に関わり、将来的に社会に適応できるようサポートを行っていく。

その中で、子どもたちの栄養状態の改善を目的とした、子どもたちの栄養給食・栄養状況の評価をする栄養給食プロジェクトを実施する予定である。

三つ目に、ヤンゴン日本人会からの依頼により、在留邦人に対する健康相談を実施する予定である。

カンボジア事業

「NGO大国カンボジア」という社会背景を理解し、現場のニーズに沿った活動を展開していく予定である。

一つに予防を主眼に、活動場所のピェリヤン郡ドン村において、看護師が主体となり中学校（生徒数約500名）で生徒や教師を対象に保健衛生指導、学校の環境整備、ジャパンハート医師による健康診断などを実施する予定である。

二つに、技術の提供を目的に近隣のヘルスセンターで働くスタッフや村の保健ボランティアを対象に、ジャパンハート医師による診療・手術の技術提供や定期的な勉強会を実施する予定である。

■国内僻地離島医療事業　医療者不足の日本の僻地離島へ継続的に派遣します。

日本国内の僻地離島における医療者不足の問題は、大変深刻な問題となっています。「海を越える看護団」（ジャパンハート看護部）では、多くの日本人に支えられてきた海外医療事業での成果を日本に還元していくため国内僻地離島医療事業を行っています。

海外で学んだ技術や知識はもちろんのこと、人とのつながりや命と向き合う姿勢、日本国内であっても文化・気候の異なる環境に適応し、地元の医療と協働しつつ、地域住民の暮らしと健康に貢献するということを目的としています。

２００８年４月を皮切りに、６カ所の病院や診療所に看護師を送り活動を行っています。今後は、２カ所の施設増設を考えています。

■こころの医療事業（ライフサポートプログラム）

癌や障害で苦しむ患者や子どもたち、
そして家族のために思い出の旅行をサポートします。

「旅行に行きたくても体のことが不安で行けない」「何かあった時には家族だけでは対応しきれない」などの不安を少しでも解消できるよう、看護師が同行し、旅行中の状況変化に対応していきたいと考えています。

一人一人の思い出に寄り添い、家族との大切な時間を安心して過ごしていただけるようサポートします。

＊参加者の声から

ジャパンハートは、2004年の設立から現在にまでに医師研修者（長期9名・短期50名以上）、看護師研修者（長期44名・短期100名以上）が海外での研修を行っています。研修を終えたスタッフたちは、国内外の医療機関へと散っていきます。

日本の〝こころ〟をできる限り届けたい

神白麻衣子●医師　2008年4月〜　長期研修参加

もとは内科系総合医で、沖縄県の地域医療に従事していました。

アジアに目を向けたとき、医療の必要な僻地といったらどこか、それがミャンマーでの活動に関わりたいと思ったきっかけの一つであり、ここで臨床医として働けるのは幸せなことです。

しかし、そんな自分が役に立てると思うのは思い上がりにすぎませんでした。看護師やミャンマー人スタッフの教育、

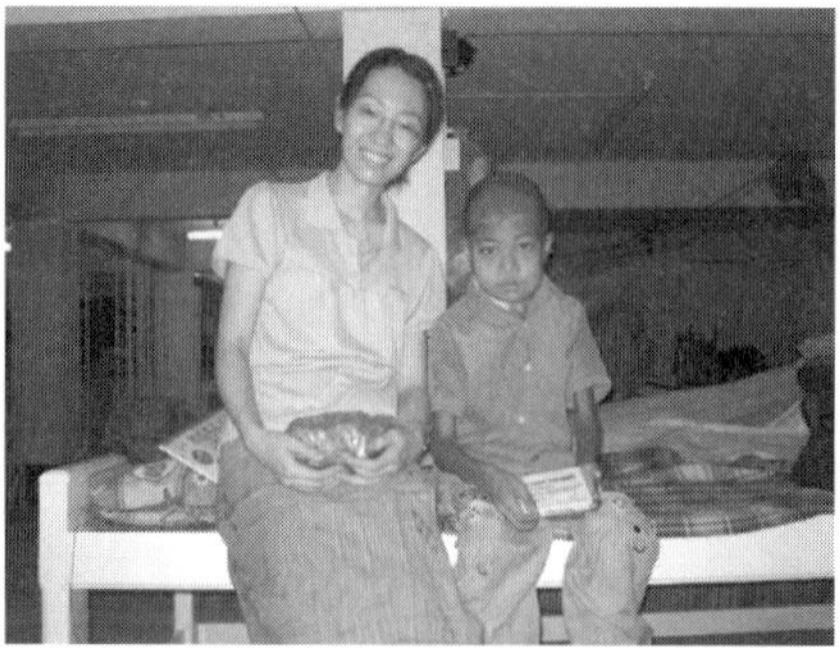

業務のマネジメントといった面でも、力不足を感じることの方がはるかに多いのが現状です。それでもスタッフみんなの頑張りに支えられ、ミャンマーの人々の温かい心に励まされてここまできました。特に2008年5月のサイクロンのときに目の当たりにしたミャンマー人の強さや豊かなボランティア精神は、直後の惨状とともに心に焼き付き、ここでの活動の原動力となっています。

そんなミャンマーの人々のところへ、日本の皆様の〝こころ〟をできる限り届けるべく、今後も頑張っていきたいと思います。

ミャンマー人のあたたかい思いにふれて

江田 愛子 ●看護師　2008年1月〜 長期研修参加

「いつかは国際協力に参加したい」

そんな夢を抱きつつも、なかなか行動に移せず、日本で看護師として働く日々を送っていました。そんな中で「海を越える看護団」と出会い、その活動内容に共感し勇気をもらい、一歩を踏み出すことができました。

実際にミャンマーで研修をしてみると、自分の未熟さを痛感することが多く、大変なことや辛いこともありました。しかし、ミャンマー人の純粋であたたかい思いに癒され優しさに救われ、また一緒に長期研修として活動していた仲間たちや先輩方に力をもらい、活動していくことができました。

私がミャンマーでの長期研修に参加して得られたこと、それはボランティアとして人の役に立つ……ということではなく、現地の人のやさしさ、同じ志をもった仲間と乗り越えてきたことや一緒に過ごした時間などの、かけがえのない貴重な経験でした。

現在は、思い切って参加して本当に良かったという思いと、これからも続けていこうという決意で活動に取り組んでいます。

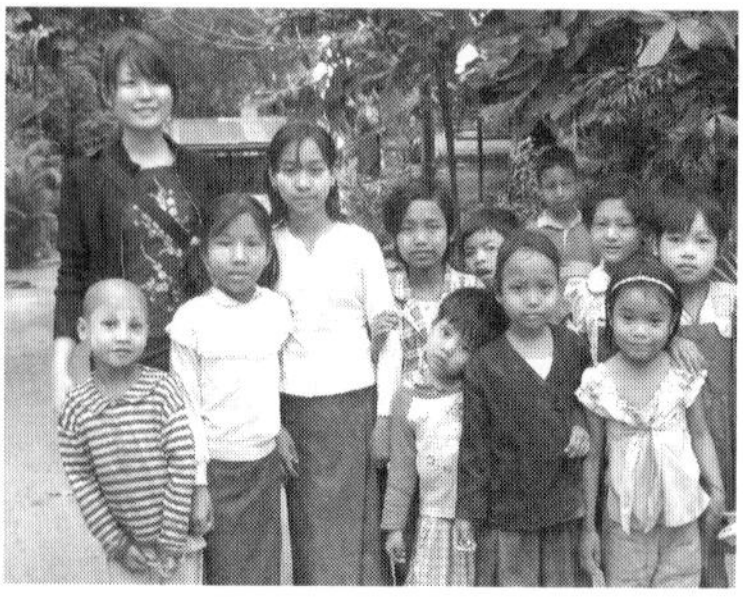

患者により添い、満足できる〝生〟をサポート

大原千佐子●看護師　2008年　長期研修参加

病気になれば亡くなるかもしれないという状況があたりまえであり、ミャンマーの人たちが、生老病死というものを身近に感じ、このどうしようもない現実と向き合うために、仏教が大きな支えとなっていることがわかりました。

そして、私は、この老病死という現実を目の当たりにして、生まれた家で、家族に見守られ、家で亡くなる、という患者さんの自然な願いを叶えられるようサポートするのが医療ではないかと思うようになりました。

看護団がコンセプトとする「医療の届かないところに、医療を届ける」とは、悲しさ、辛さの身の上であっても喜べる、満足する生き方ができるよう、患者さんのそばにより添って、希望を現実のものにすることだと思います。

ミャンマーを通して私なりに理解でき、ここに医療の可能性は大きく広がり、私は看護師としてどこまでできるか可能性を模索したいと思います。

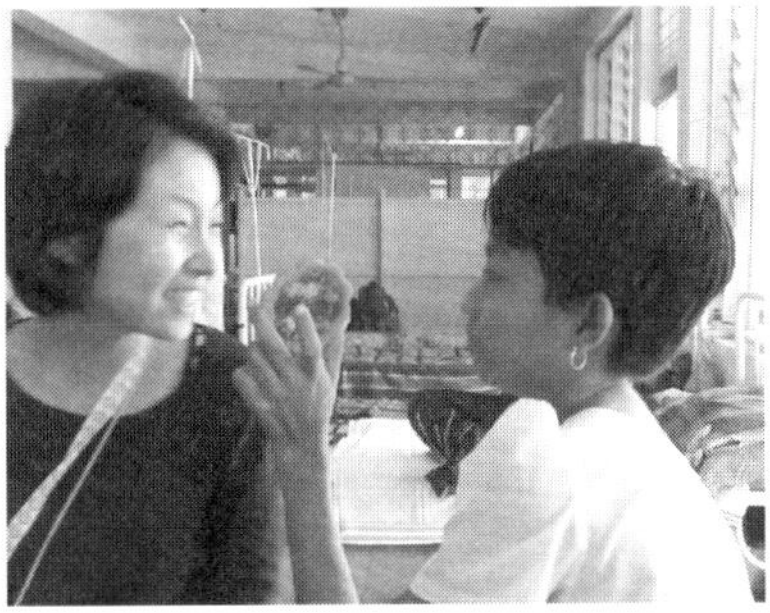

たくさんの患者の人生との素晴らしい出会いがあった

大村 和弘 ●医師　2007年　長期研修参加

日本・アメリカ・イギリスなどの先進国での生活や医療が身についている自分にとって、レストランで竜巻の如く飛んでくるハエ、ひねると出てくる川の泥水、あげくの果てに、病棟の布団には患者の代わりに動物が寝ているというミャンマーの環境は、お世辞にも得意とはいえなかった。それが、6カ月経った今では日本での生活の方が不自然に感じてしまうほどである。慣れというのは不思議なものだ。

僕が6カ月間で得たことというのは、活字でまとめなければならないこの場所ではとうてい書きつくせない。

たくさんの患者の人生との素晴らしい出会いがあり、スタッフや自分の人生との出会いがあった。

「ジャパンハート」を花壇とすれば、文化・言葉・年齢問わず、さまざまな人たちがそれぞれ自分だけの華を持ち寄って共生している場所になるだろう。

これからもきっと様々な色が加わってくるが、そんななかで、自分もこの花壇をほんのりとでも彩る花でありたいと思う。

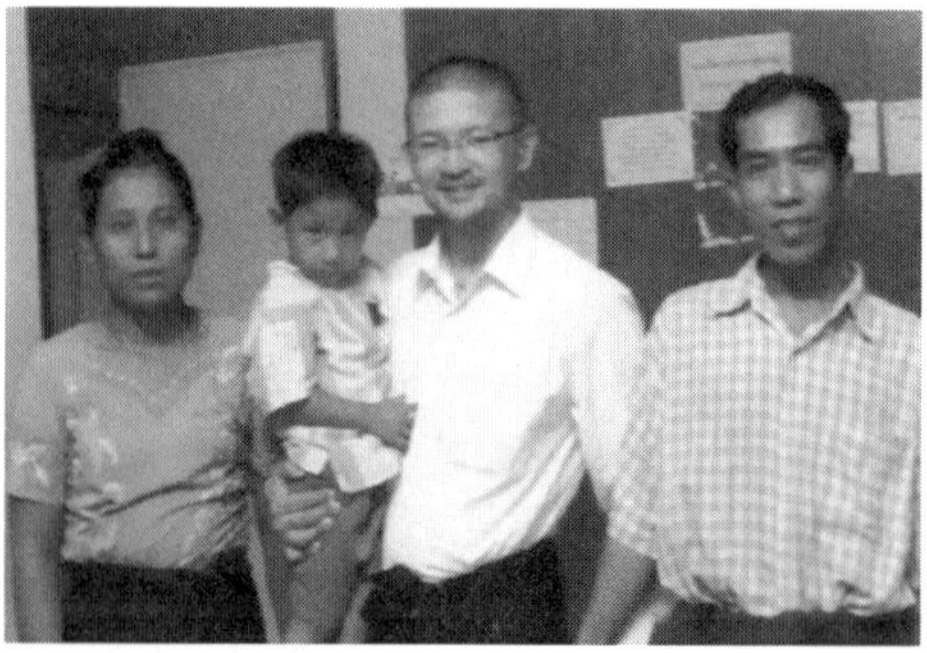

*ジャパンハートへの支援

ジャパンハートの活動は、支援者からのご寄付のみならず、参加者自らのご寄付によって成り立っています。

支援のかたちはいろいろあります！

①一緒にボランティア

（1）短期ボランティア

・食事作り・掃除の手伝い　・器具の洗浄、ガーゼ折り

・患者に声を掛けること、手を握ること、一緒に遊ぶこと

（2）説明会・講演会などのイベント準備、手伝い

（3）事務局にて、報告書・資料などの送付作業、事務作業

②寄付・募金での参加

皆様からいただいたご寄付は以下の用途で使用します。

・患者さんたちの手術費、治療費、入院費　・薬剤購入費　・病院の環境整備費

・機材、物品補充費　・巡回診療車の購入費、補修費　・現地人スタッフの給与

・その他（奨学金、孤児支援、教育支援など）
＊ご自分の御寄付の用途にご希望がある場合は、振込時に用途をご指定ください。

〈ご寄付の受付口座〉

Ⅰ　口座名義　国際医療奉仕団ジャパンハート代表 吉岡秀人（Yoshioka Hideto）
三菱東京ＵＦＪ銀行 梅田支店（店番号０４４）普通口座４９８３３７３

Ⅱ　口座名義　国際医療奉仕団ジャパンハート
ゆうちょ銀行　振込口座　口座番号００９１０―３―１６６８０６

Ⅲ　口座名義　国際医療奉仕団ジャパンハート子供基金
ゆうちょ銀行　振込口座　口座番号００９７０―５―１６３１０６

＊寄付金控除に関して：ジャパンハートは寄付金控除の対象とはなりません。

☆募金箱を置いていただける方も募集いたします☆
会社やお店に、ジャパンハートの募金箱を置いていただける方も随時募集しています。
ご協力いただける方は、事務局までご連絡ください。

③会員になって活動に参加　～活動の運営にご協力ください～

ジャパンハートでは、会員として活動にご協力いただける方を募集しております。会員費は団体の運営費とさせていただいております。

〈会員の特典〉　会員になっていただいた方は、以下のような参加が可能となります

1. 総会への出席（毎年東京で開催、活動報告・活動方針の決定等を行います）
2. 機関誌（年1回）、活動報告書、メールマガジン（不定期）の購読
3. 現地見学（短期・長期研修を含め、現地への見学・参加は会員のみとさせていただいております。現地見学等ご希望の場合は、東京事務局へメールでお問い合わせください）
4. ボランティア活動（各地での報告会、東京事務局でのお手伝いをはじめ、個々の方々がお持ちの力を是非お貸しください。可能な時期・範囲で結構です）

＊法人会員になっていただけました企業には，当ホームページの国際人道支援賛同企業への掲載（毎年改訂）、年報への社名掲載、および自社パンフレット等への「ジャパンハート」あるいは「海を越える看護団」の国際人道支援賛同などの趣旨を掲載，ロゴの使用をしていただくことができます。

〈正会員費〉　医師・看護師　18000円／年　医療従事者　12000円／年
一　般　10000円／年　学生　6000円／年
法人会員　60000円／年

口座名義　国際医療奉仕団ジャパンハート
ゆうちょ銀行　振込口座　口座番号　00910—3—166806

＊「会員費」と振込用紙にお書き下さい。＊分割（毎月・年2回）振り込みでも可能です。
☆何かご不明な点がございましたら、東京事務局までご連絡ください。
（お問い合わせ先）
「ジャパンハート」東京本部
〒144—0051　東京都大田区西蒲田7丁目25—7　グレワンビル605号
TEL・FAX：03—3734—6206
【E-mail】japanheart@e-mail.jp
【ホームページ】http://www.japanheart.org/

[著者略歴]

吉岡 秀人（よしおか　ひでと）

1965年大阪生まれ。大分大学医学部卒。

大阪・神奈川の救急病院勤務後、1995 ～97年ミャンマーで医療活動を行う。

1997年～国立岡山病院小児外科、2001年～川崎医科大学小児外科勤務。

2003年～ミャンマーで医療活動再開。

2004年、国際医療NGO「ジャパンハート」を設立。

2006年、「海を越える看護団」を設立 。

第一回堺・平和貢献賞奨励賞受賞。

ETV 特集（NHK）、夢の扉（TBS）をはじめテレビ出演多数。

朝日新聞「be フロントランナー」、日経新聞「羽ばたく日本のフロントランナー 2005」など新聞掲載多数。
・著書「死にゆく子どもを救え」
　（2009 年6 月刊　冨山房インターナショナル）
・ブログ
「発展途上国の子供を救え！ 小児外科医吉岡秀人の戦い」
http://japanheart.exblog.jp/

本文（3・4章）・カバー・口絵・扉写真 ＊ Kei

装幀 ＊ 三矢　千穂

飛べない鳥たちへ
無償無給の国際医療ボランティア「ジャパンハート」の挑戦

2009 年 5 月 28 日　第 1 刷発行　　（定価はカバーに表示してあります）

著　者　　吉岡　秀人
発行者　　稲垣　喜代志

発行所　名古屋市中区上前津 2-9-14　久野ビル
振替 00880-5-5616 電話 052-331-0008
http://www.fubaisha.com/
風媒社

乱丁・落丁本はお取り替えいたします。　　＊印刷・製本／モリモト印刷
ISBN978-4-8331- 3155 - 1